U0111885

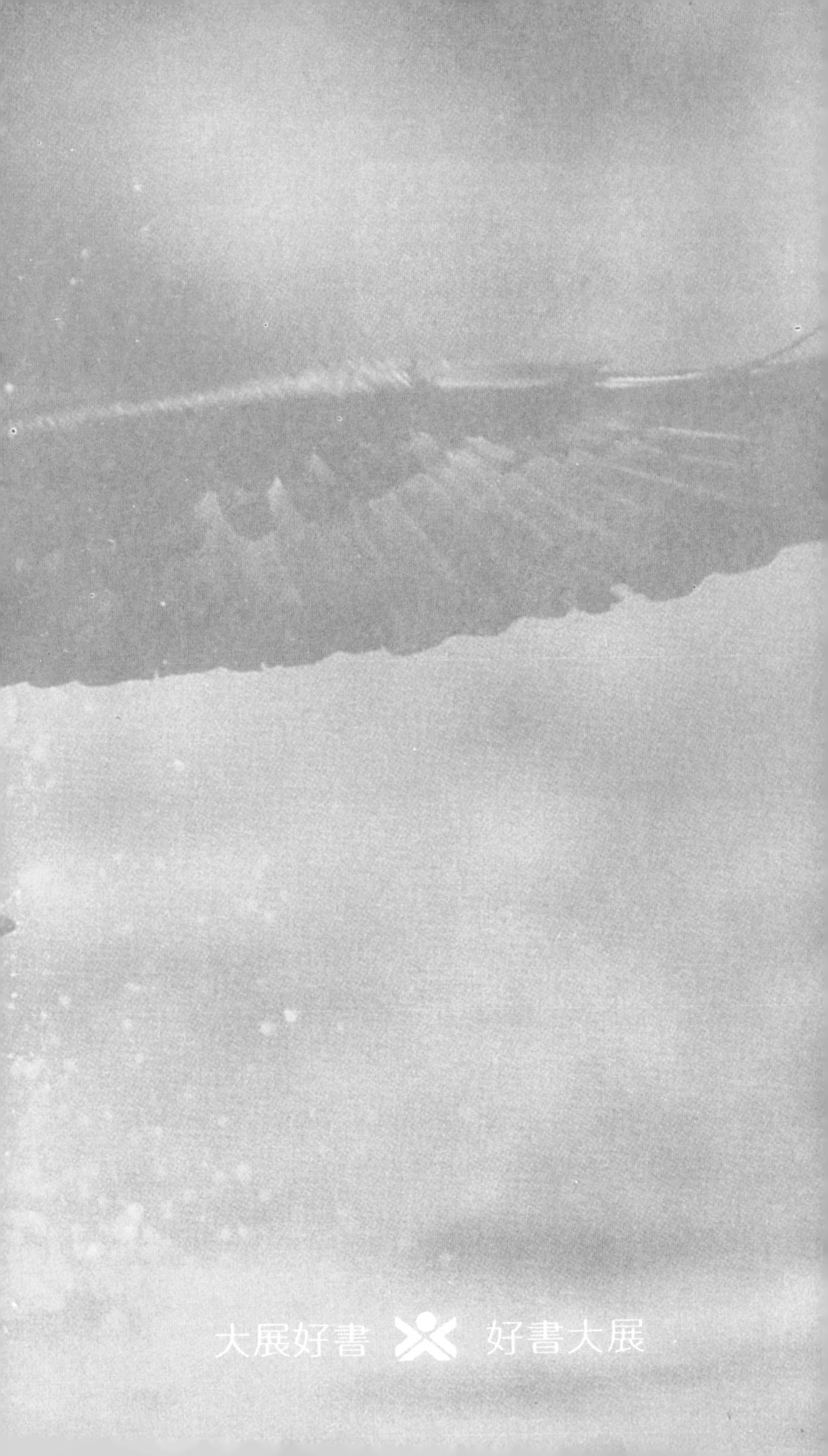
大展好書 好書大展

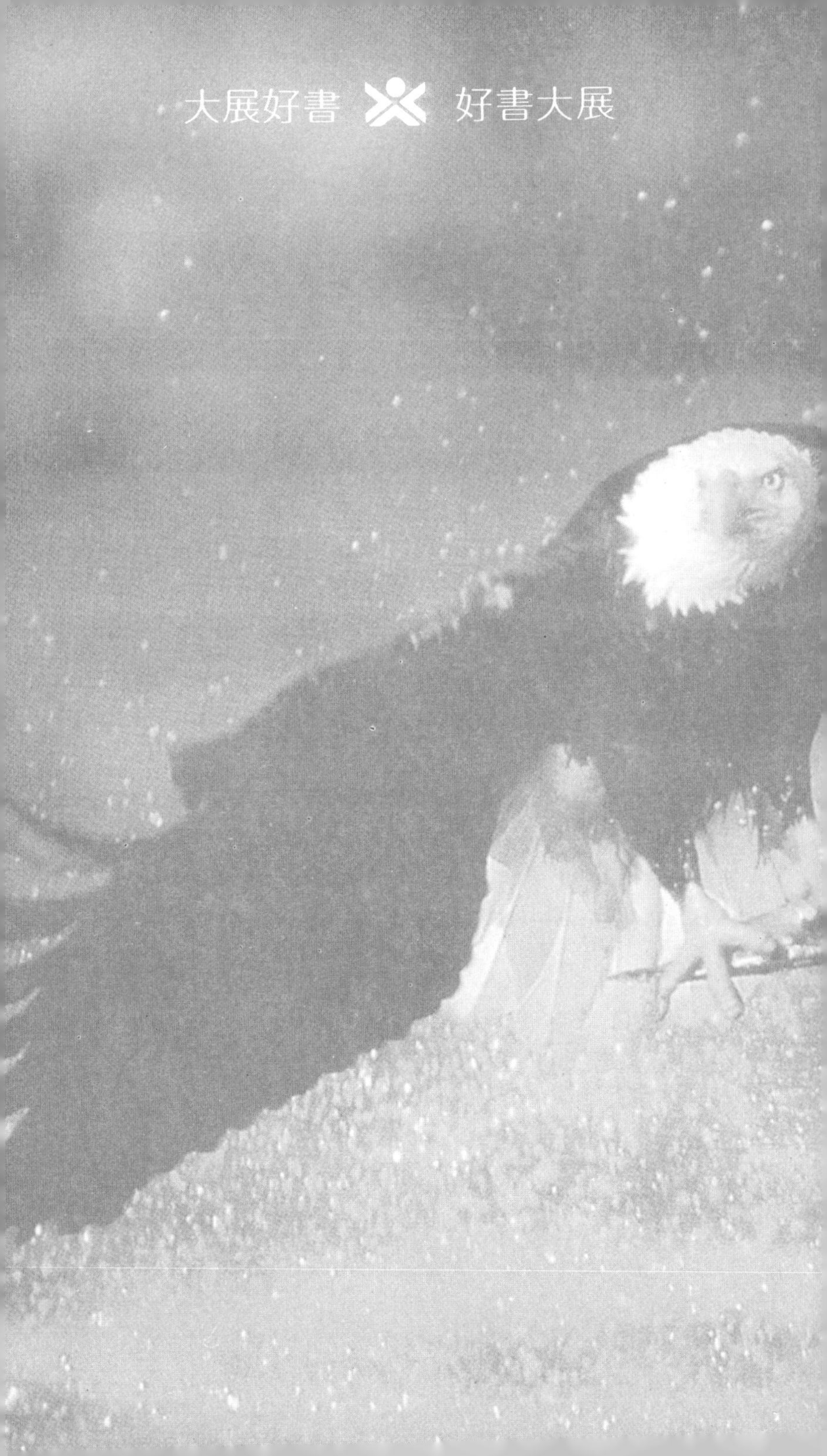
大展好書 好書大展

西田博／著
林曉鐘／譯

杜仲茶養顏減肥法

使脂肪快速燃燒的減肥法
輕鬆地由臉部開始減肥

大展出版社印行

序言—杜仲茶具減肥效果

許多人為了肥胖問題煩惱，例如：「吃得不多仍會發胖」、「因下半身肥胖而傷腦筋」、「手腳容易浮腫」及「小腹突出」等等。

日本女性肥胖者中，有六〇%即為這類肥胖問題煩惱，而且這種人最不易減肥，容易發生反彈現象（意即一旦停止減肥後又再發胖），所以只好抱持「為了減肥克制食慾」的想法，而實行嚴苛的食物限制，結果卻導致失去體力、減肥效果無法持續，於是週而復始不斷重複這過程，但終究徒勞無功。

在這種情形下，要放棄以食物限制等減肥方式（所謂防守減肥），採取積極燃燒體內脂肪的減肥法（所謂攻擊減肥）。

為了實行攻擊減肥法，先要了解自己發胖原因和體質為重點。

舉例而言，你愛吃水果或甜食，而且平日不喜歡運動，假使如此，你發胖的原因即由於長期間飲食習慣偏離或生活習慣錯誤，使身體易發冷，變成基礎代謝低、蓄積脂肪的體質。

面對這種狀況，該如何以自然順暢的方式減肥呢？

從結論來說，即是要將體質改變為基礎代謝高、能量消費量多且能燃燒脂肪的狀態，這樣的話，就用不著限制食物，連處於睡眠狀態也能繼續減肥。

該如何將自己改變為燃燒脂肪的體質呢？

首先，要消除體內水分，同時以像汽油般易燃物來燃燒體內脂肪。

我長久尋找可燃燒體內脂肪的特效食品，於是發現了「杜仲茶」。

日本大學藥學部的高橋周七教授曾在學會發表有關杜仲茶的報告，茲摘錄如下：

「在養殖池中飼養的鰻魚，假使餵它吃混合杜仲葉的飼料，就能使其如天然鰻魚般，皮膚富彈力且肌肉收縮。」

「杜仲葉能使膠原代謝能力提高百分之二十，保持身體組織年輕。」

簡單地說，飲用杜仲茶再配合富含蛋白質的食品，就能有效的提高膠原（蛋白質的一種）代謝，有如運動能創造肌肉，提高基礎代謝，增加能量消費量作用般，具同等涵義。

換言之，杜仲茶能提高基礎代謝，使脂肪燃燒，是最佳減肥食品。

就個人認為，只要飲用杜仲茶，就能改變為易減肥的體質。

而且，為了要加強它的作用，使自己能在短期間內確實減輕體重，採用目前在美國最受矚目的「核酸食」和「超低卡洛里減肥食品」，能使細胞年輕化。經過一連串試行錯誤，終於開發了新的減肥法。

試行成功後，馬上請數十位檢驗者測試，結果連過去使用各種減肥法均失敗者也說：「能有效控制食量，快速減肥」、「排尿後身體變得溫暖」、「不再感覺疲勞，連頑固的便秘也隨之消失」、「不知不覺中腰圍變細」、「臉變得纖細、皮膚變漂亮」等等，令人欣喜的結果不斷發生。

本文將詳細介紹它的使用方法，現將要點一一列舉：

(1)杜仲茶與核酸蛋白質的相乘作用，能使身體年輕化，創造基礎代謝高、能量消耗量多的體質。

(2)以三日體內淨化法為身體大掃除，消除宿便，使新陳代謝活性化。

(3)食用超低卡洛里減肥食品，充分地攝取營養（如：蛋白質、維他命、礦物質等等），不會產生空腹感，能在短期間內減輕重量。

這種減肥法的特徵在於任何人都能簡單實行，使身體變苗條，也能治療便秘，而且不需嚴格限制飲食，就能達到減肥效果，使大家都能健康的減肥。

過去嘗試過各種減肥法均宣告失敗的人，可藉著「杜仲茶」的強力支援，勇敢向肥胖挑戰。

這回，管理營養士荒金信子先生開發許多美味且具減肥效果的「核酸食」、「核酸沙拉」等食品。

本篇有關杜仲茶效果的報告，引用了日本大學藥學部高橋周七教授、富山醫科藥科大學難波恒雄教授在學會發表的論文。

此外，衷心感謝所有曾為本書奉獻心力的人。

netabolic diet center 代表　西田　博

肥腫身材者特徵

- 愛吃水果、甜食及果汁
- 肉、魚、米飯攝取不足
- 不喜歡運動

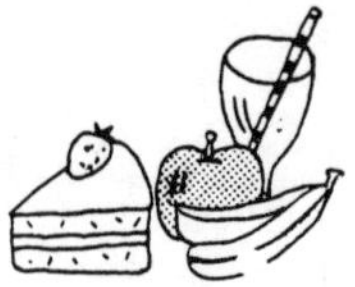

基礎代謝降低　　疲勞　便秘　發冷

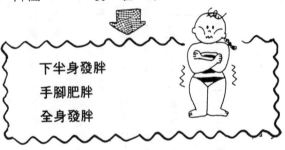

下半身發胖

手腳肥胖

全身發胖

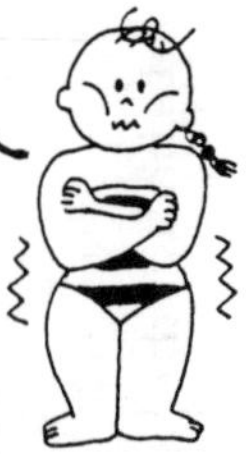

屬水分多、無法燃燒脂肪的體質

像樹般易冷的身體

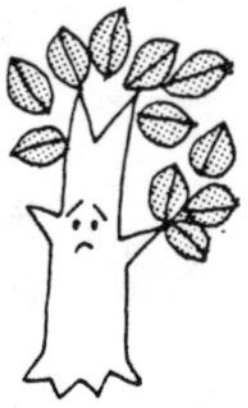

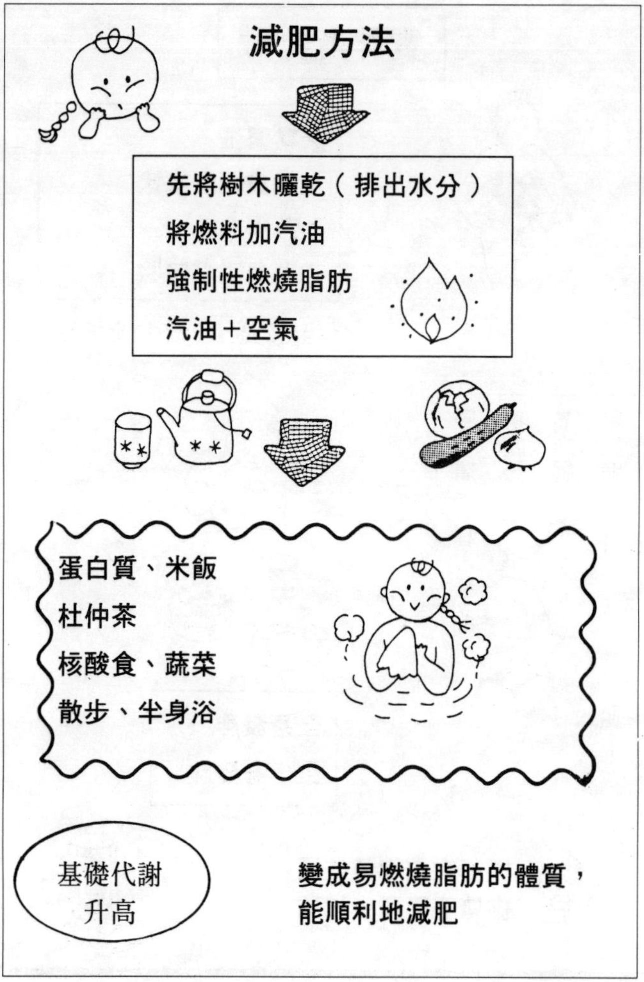
減肥方法
先將樹木曬乾（排出水分）
將燃料加汽油
強制性燃燒脂肪
汽油＋空氣
蛋白質、米飯
杜仲茶
核酸食、蔬菜
散步、半身浴
基礎代謝
升高
變成易燃燒脂肪的體質，
能順利地減肥

實胖者特徵

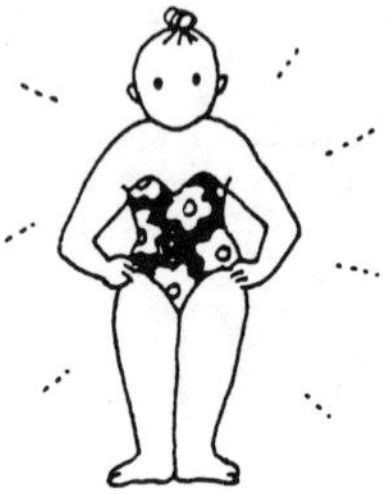

- 常緊張
- 進食速度太快
- 貪吃
- 沒有運動時間

過份的飲食→不完全燃燒

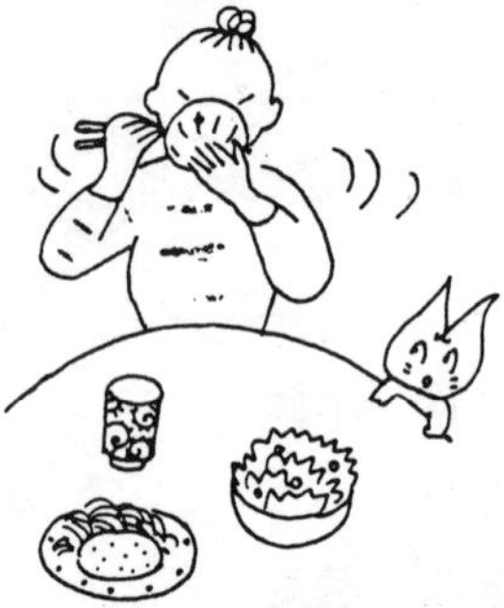

糖尿病　高血壓　易疲勞　腰痛

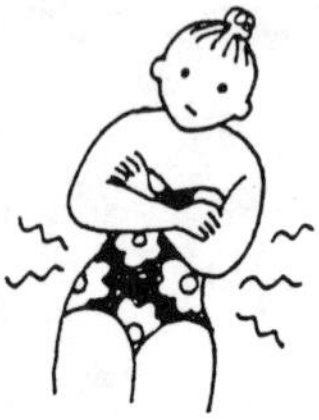

全身發胖

上半身發胖

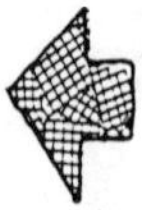

因不完全燃燒使煙囪堵塞而產生脂肪

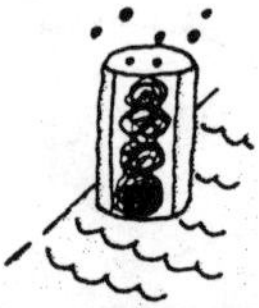

減肥法

- 減少燃料量
- 使用品質好的燃料
- 加入新空氣使脂肪燃燒
- 清潔煙囪

品質佳的燃料

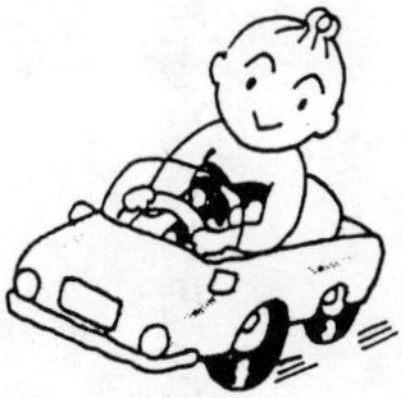

- 超低卡洛里
  減肥食品
- 維他命
- 運　動
- 核酸食
- 杜仲茶

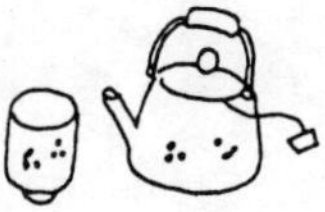

目錄

第二章　簡單快速地減肥

——不單減肥成功，就連便秘和高血壓等症狀也獲得改善，使人回復年輕的經驗談

第三章 杜仲茶的驚人效果

——揭開中國三千年歷史的杜仲秘密，尤其對減肥更具奇效

第四章　使細胞年輕化的核酸食品

——「雖變瘦卻產生皺紋」、「失去活力……」，能防止減肥副作用的核酸食品之驚人功效

第五章　杜仲茶＋α減肥法的實際行動1
——能去宿便、迅速減輕體重的三日體內淨化法

第六章　杜仲茶＋α減肥法的實際行動2
——超低卡洛里減肥食品確實能有效減肥

第一章

告訴你快速確實減肥的秘密

——以杜仲茶加其他食品的相乘效果燃燒脂肪，是最適合現代人的減肥方法

Q 你是屬於虛胖還是實胖？

A 日本人常見的下半身肥胖、手腳腫胖或全身胖的情況，一般稱之為虛胖。

日本女性肥胖者中，有六成均被歸屬於虛胖。

但是，倘若你是屬於全身胖且上半身壯碩者，就被稱為實胖。

日本女性肥胖者中，約四成比例屬於實胖者。

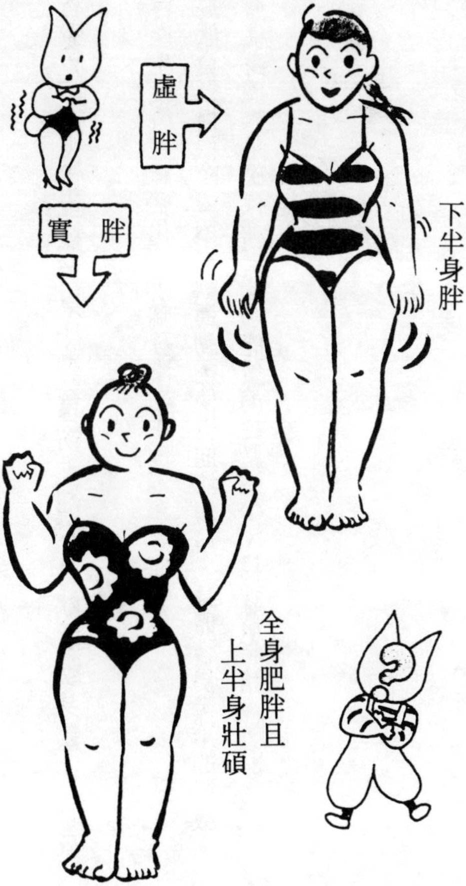
虛胖
實胖
下半身胖
全身肥胖且
上半身壯碩

Q　為什麼虛胖者，即使只吃少量食物仍會增加體重？

A　虛胖者愛吃水果、蛋糕、果汁等食物，卻不喜歡活動身體。

所以，會產生疲勞、肩硬化、手腳發冷、生理不順等症狀。

這是由於飲食習慣偏畸或不喜歡運動，使得血液變薄、身體容易發冷的緣故。

因此，會使身體的基礎代謝變低、能量消耗量減少，易貯蓄脂肪。

虛胖者的體質有如將雙腳
泡在冰水中，容易發冷。

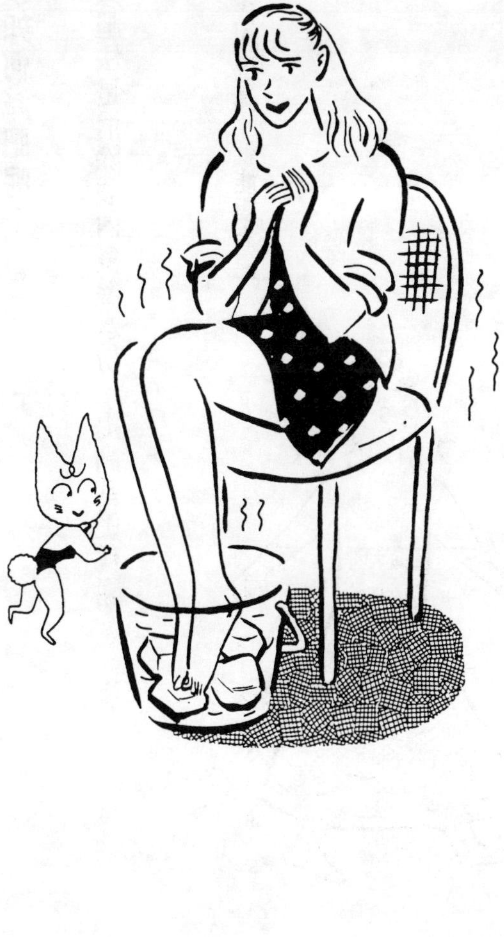

Q 虛胖者該如何減肥呢？

A 虛胖者的減肥法是消除體內多餘水份、提高基礎代謝。

此為減肥要訣。

因為只要基礎代謝提高，就能變為易燃燒脂肪的體質。

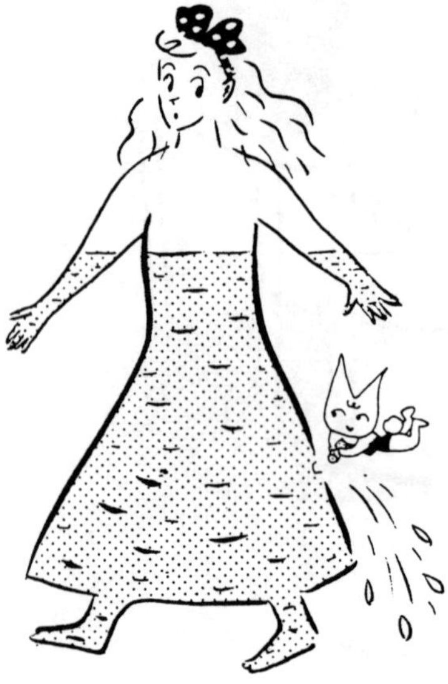

Q 什麼叫做基礎代謝？

A 基礎代謝量即指生存最低限必要的能量消費量。

意即在平躺時能維持體溫，或讓心臟活動及呼吸所必要的能量。

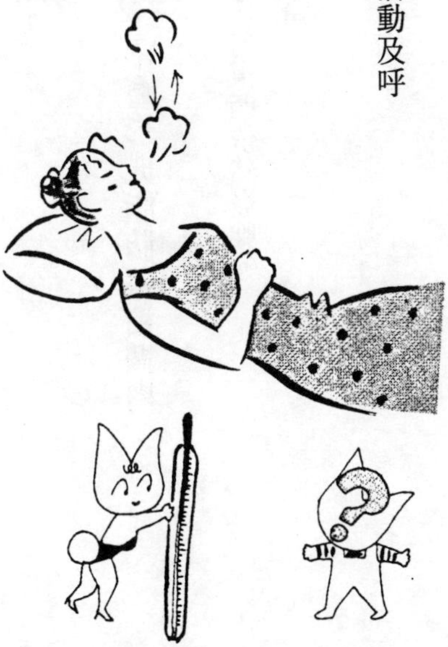

Q 基礎代謝高的身體有何特徵？

A 能將攝取的食物轉換為能量消費，不會形成脂肪蓄積體內。

反之，基礎代謝能力低落者，即使不吃任何東西依然發胖。

基礎代謝高的人，即使平躺也能消耗能量。

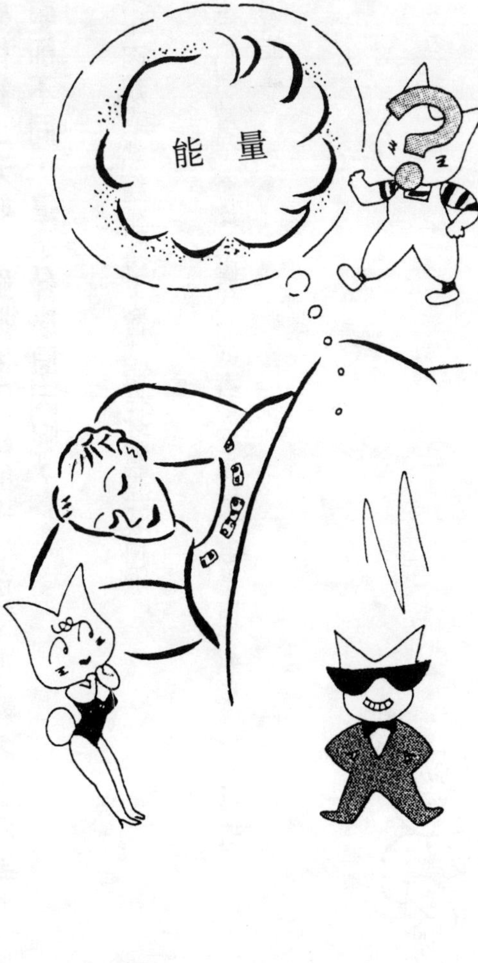
能　量

Q　當基礎代謝上升時，雖攝取同樣的卡洛里，但體內卡洛里蓄積率卻不同，這是什麼原因呢？

A　當你食用肉類或熱麵類時，會感覺身體溫暖起來。

這時，基礎代謝高者，會比基礎代謝低者熱好幾倍，這是由於熱量發散的緣故。也就是浪費能量。

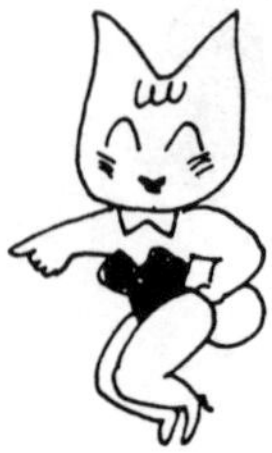

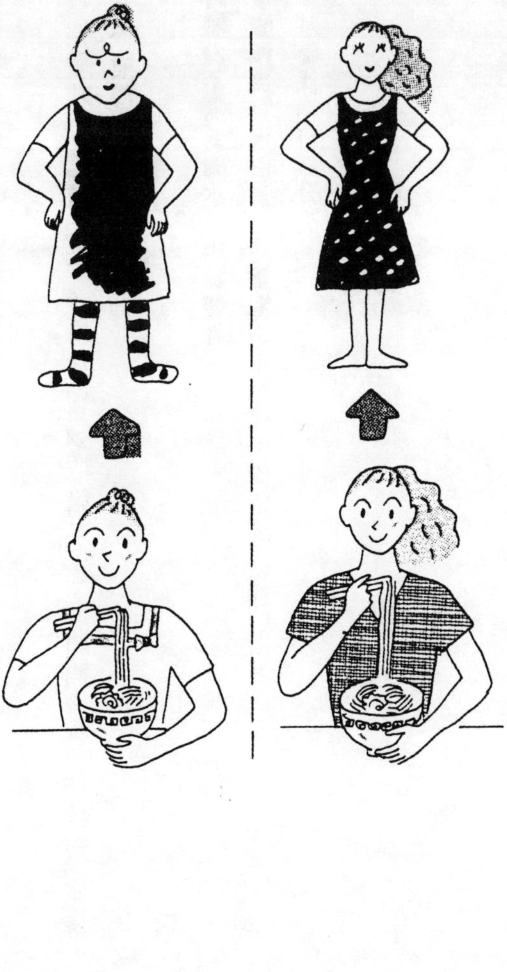

Q 該怎麼做才能提高基礎代謝？

A 虛胖者較偏愛味道濃厚的菜，所以會吸收鹽分，而將原本當作汗或尿排出體外的水分蓄積體內。

杜仲茶能將體內不需要的水分排除體外。

倘若配合核酸和良質蛋白質，能讓細胞年輕化，使新陳代謝活潑。

這樣的話，基礎代謝自然升高。

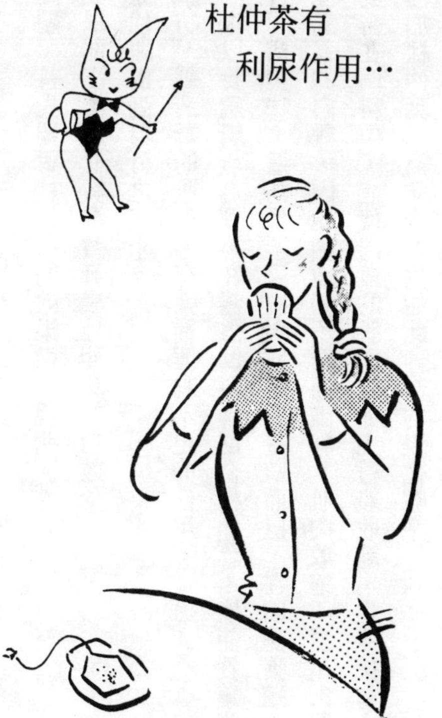
杜仲茶有
利尿作用…
TOCHUYA

Q　為什麽飲用杜仲茶，會使基礎代謝升高？

針對這個問題，首先要對杜仲茶的效果做一說明。

日本大學藥學部高橋周七教授曾發表杜仲葉的功效：

⑴能將膠原代謝提高百分之二十。

⑵能消耗脂肪、創造新的肌肉，有彌補運動不足的作用。

而且更進一步以養殖鰻魚為例，在鰻魚飼料中混合杜仲葉，能使養殖鰻魚有如天然鰻魚般肌肉緊縮，且同樣美味，這結果不只出現在鰻魚養殖而已，在肉雞養殖上也有相同成果。

在養殖場裡飼養的肉雞，因極端運動不足而虛胖，肌肉收縮不良，肉質不若土雞鮮嫩，假使將杜仲葉混合在飼料中，能使肉雞的肌肉有如土雞般收縮，也能擁有土雞的美味。

只在飼料裡加杜仲葉，為何能產生如此神奇的變化呢？

那是因為膠原在肌肉成分中產生變化的緣故，膠原即身體蛋白質，是連結一切生物細胞間物質，也是構成動物的皮膚、肌肉、骨、齒、齒經、血管、內臟等的重要物質。

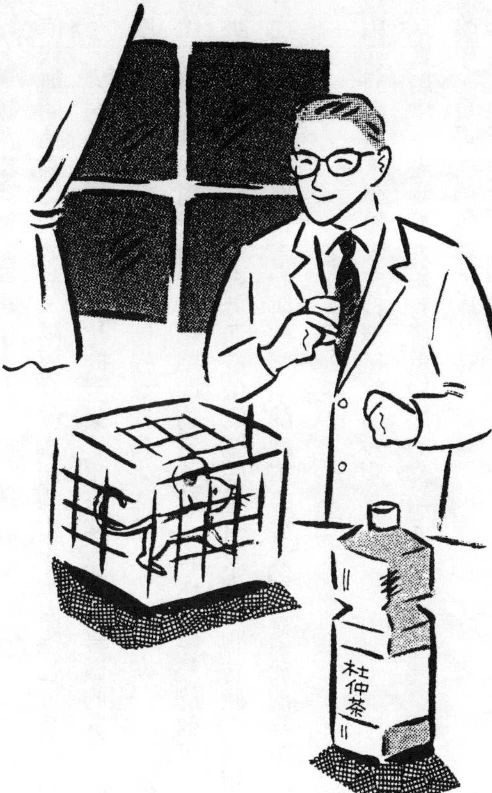
杜仲茶

膠原會不斷地分解和合成，且隨著年齡增長、代謝會漸漸衰微，而皮膚和肌肉等也會因而衰退，產生皺紋、黑斑及皮膚鬆弛等現象。

這是由於膠原代謝開始衰退的緣故，隨著身體表面的變化，內臟也會發生同樣變化。高血壓、動脈硬化等成人病及各種老化所引起的現象，也是膠原代謝衰微的關係。

杜仲葉具有膠原的分解、合成能力，能提高代謝之作用。

膠原能提高體內蛋白質代謝能力，使細胞間物質強壯，有保持年輕的效果。

在老鼠的實驗中發現，杜仲葉能降低血液中的膽固醇值及中性脂肪值，可預防因膽固醇及中性脂肪過多而產生的動脈硬化、心肌梗塞、腦梗塞等成人病，對於消除肥胖也頗具功效。

此外，在富山醫科藥科大學難波教授的研究中發現：

(1)在進行老鼠實驗中，發現杜仲葉有降低血壓的作用。

(2)在兔子實驗中，發現杜仲葉具利尿效果。

(3)給衰弱瘦小的兔子服用杜仲葉精，能有效地改善造血機能，對肝糖代謝機能、肝臟和大小腸排泄及消化呼吸機能也有裨益。

這些實驗結果均證明杜仲葉能使體內新陳代謝活潑，將不必要的老廢物順暢地排出體外，對消除便秘十分有效。

在此所介紹的研究報告，因刊載在學會雜誌及各健康雜誌中而成為話題，現將這些研究成果配合我的臨床經驗，將結果條列如下：

(1)杜仲茶能消除體內不必要水分和脂肪，有治療便秘的作用。

(2)杜仲茶能促進膠原蛋白質的代謝作用，具保持體溫作用，且能提高基礎代謝。

(3)在養殖鰻魚和肉雞的實驗中，可發現杜仲葉具有收縮肌肉的作用，即使不運動，也能擁有和運動相同的肌肉。

杜仲茶即是我長久以來所尋找能提高基礎代謝的減肥特效食品。

Q　為什麽蛋白質代謝提高，基礎代謝也會隨之提昇？

A　蛋白質是構成肌肉、心臟、肝臟、腎臟、腎上腺及胸腺的主要成分，也是荷爾蒙等生理活性物質的主成分，對人類非常重要。

重要的原因在於蛋白質代謝升高，肌肉或心臟、肝臟、生理活性物質（荷爾蒙、酵素）等的代謝功能會變為活潑，使基礎代謝作用提高。

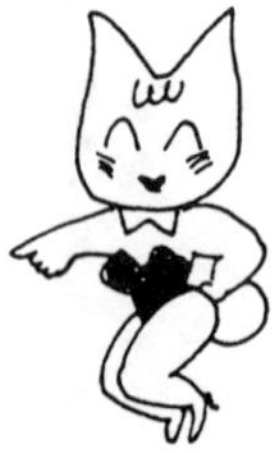

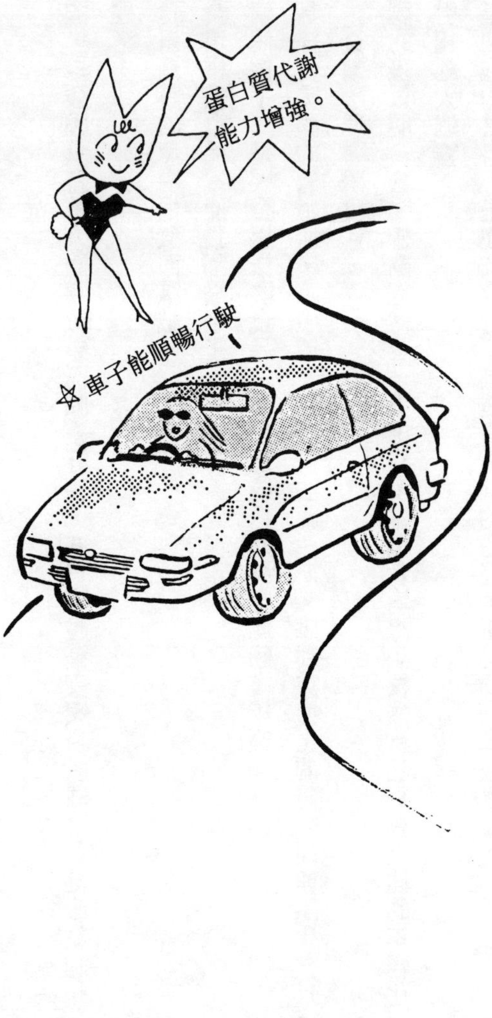
蛋白質代謝
能力增強。
☆車子能順暢行駛

Q 為何需要以核酸來提高新陳代謝功能?

在美國，核酸因具有驚人回春效果而頗獲好評，在日本也漸受矚目，成為各健康雜誌和週刊的話題。

「因食用鮭魚的魚白核酸而減肥。」

「因食用核酸食品，使腰圍縮小了十一公分，回復年輕。」

上述兩個例子即是因食用核酸食品，使自己成功的減肥或回復年輕。

核酸是經由美國的詹姆斯・華生博士和美國法蘭西斯・庫利克博士的研究而理論化，且因此獲得諾貝爾生理醫學獎。

而美國的班哲明・S・佛蘭克博士，提出許多嘗試者均證明核酸食品具有極佳的年輕化效果，而引起絕大迴響。

核酸是細胞的材料，是在細胞分裂創造新細胞的過程中所必要的構成物質。細胞分裂愈旺盛，新陳代謝能力愈活潑，當然能消耗能量且有效減肥。

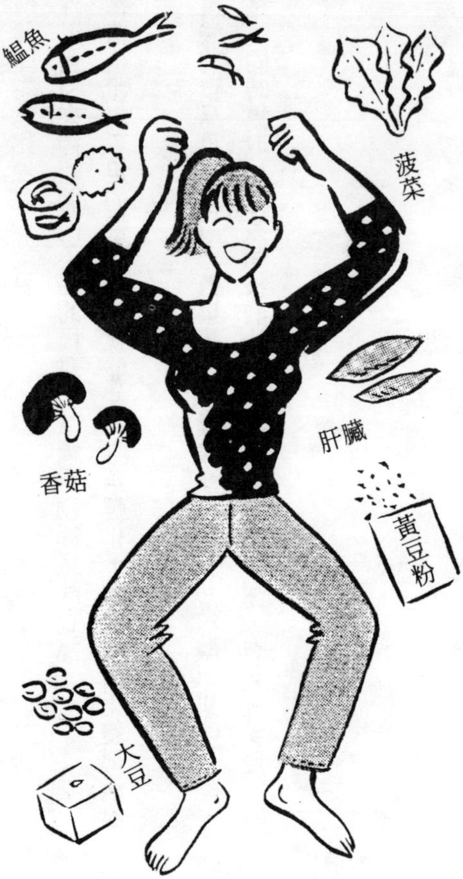
鰮魚
菠菜
肝臟
香菇
黃豆粉
大豆

核酸在成長期間，會在體內不斷合成，但在四十歲之後，合成能力即減弱。所以，細胞會因核酸不足而使分裂遲鈍，新細胞漸減少。這種情形即為老化現象。需由外以食物來補給體內不足的核酸，這種食物即核酸食品。以食物補給體內不足的核酸後，就能使細胞年輕化，新陳代謝也變得活潑，故能有效地減肥。

富含核酸的食品具極佳減肥效果，即「核酸沙拉」和「核酸水果」。也就是，同時攝取杜仲茶和核酸沙拉，能提高基礎代謝，有效地減肥。

Q　為什麼需要蛋白質來提高基礎代謝呢？

A　杜仲茶和核酸食品確實為減肥的絕對要素，但是，只依賴這些食品，也非簡易減肥法。

理由是不論如何提高基礎代謝，只能創造能量消費量多的身體，倘若沒有攝取蛋白代謝的重要材料——蛋白質，仍無法提高基礎代謝功能。

所以，為了提高基礎代謝作用，須同時攝取杜仲茶、核酸及蛋白質三者，並須減少總卡洛里數。

Q 為什麼快速確實減肥法需食用超低卡洛里減肥食品（V、L、C、D）？

A 雖創造了基礎代謝高且易燃燒脂肪的體質，但若食量大的話，也無法減肥。

需將食量減少至某一程度，但是，倘若此時做了錯誤的卡洛里限制，會將健康生活所必需的營養素也一併減少。

假若完全以食品補充必要營養素，自然會攝取過多卡洛里而使身體發胖。

於是超低卡洛里減肥食品（V、L、C、D）開始漸受注目。

超低卡洛里減肥食品不但具有必要的營養素，且能使每餐攝取的卡洛里量降低至一五〇大卡，這是為了健康減肥者所開發的。

坊間常有單獨使用杜仲茶、核酸食品或超低卡洛里減肥食品等單品減肥法。

但是，在我的研究所裡做了各類實驗後，結果證明同時使用杜仲茶、核酸食及超低卡洛里三者，能產生驚人的代謝能力，將自己改變為能量消費量大的體質，能在短期內確實達到減肥效果。

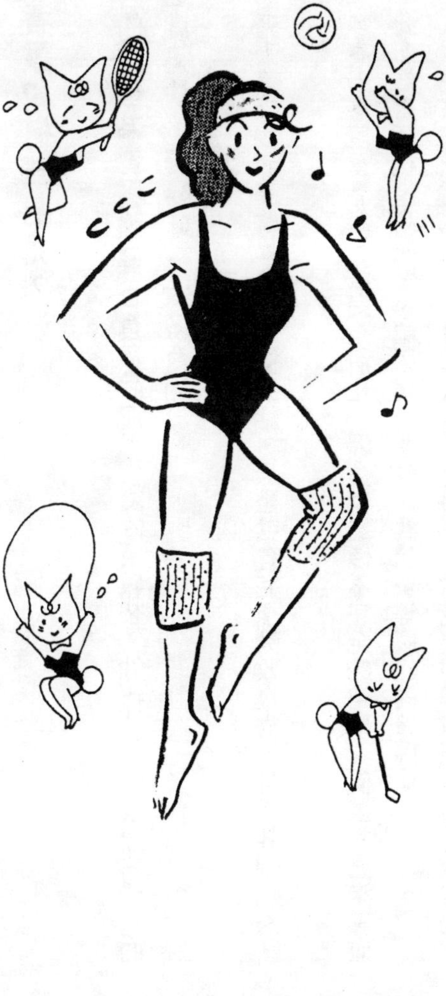

Q 實胖者該如何減肥呢？

A 實胖者的特徵為胃腸強健且食慾旺盛，愛吃肉類、油炸食品及甜食，而且因進食速度過快，容易吃下太多食物。

有些人因緊張等緣故而暴飲暴食，這樣的話，身體就會完全吸收食物，且將其轉化為脂肪囤積於體內。

因食用過多高卡洛里食品而無法完全消化，因食物燃燒不完全的結果，使體內充滿黑血且產生宿便，此即為肩硬化、高血壓、糖尿病、腰痛、關節炎等病症的肇因。

這類型的人，在減肥前需先做一次身體大掃除，將體內的老廢物或宿便排出，讓胃腸休息，所以採用「三日體內淨化法」是再適合不過了，其次多吃富含蛋白質、維他命、礦物質等營養素，且卡洛里含量少的超低卡洛里減肥食品，使脂肪燃燒，再配合杜仲茶和散步來提高身體基礎代謝功能。

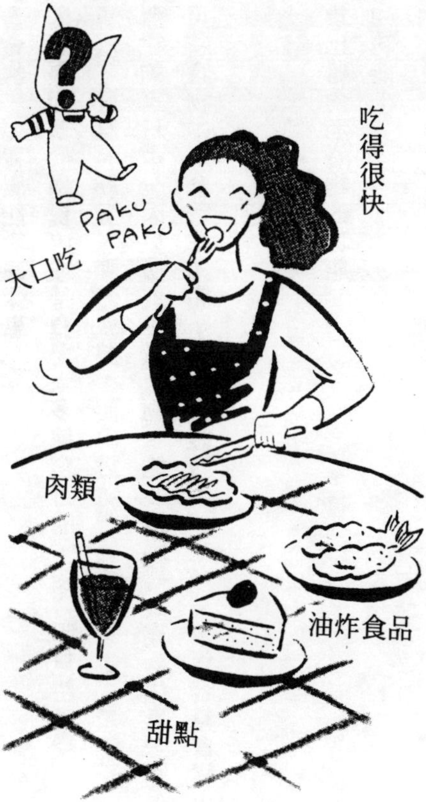
吃得很快
PAKU
PAKU
大口吃
肉類
油炸食品
甜點

Q 該如何使用「三日體內淨化法」達到快速減肥的目的？

(1)攝取少量食物，使胃腸能徹底休息

實胖者常因緊張而暴飲暴食，或是食用太多速食食品，使胃腸無法承受。結果造成胃腸、肝臟、胰臟、脾臟疲勞，使內臟功能低落。

而在體內淨化的三日中，因只攝取少量食物，能使胃腸得到充分休息，回復胃腸機能並增強吸收力，可將食物中所含營養素完全攝取至體內，如此一來，胃容量會變小，變成無法大食的體質。

(2)能強化排出體內老廢物的功能

人體具下列功能：

①消化作用

②吸收作用

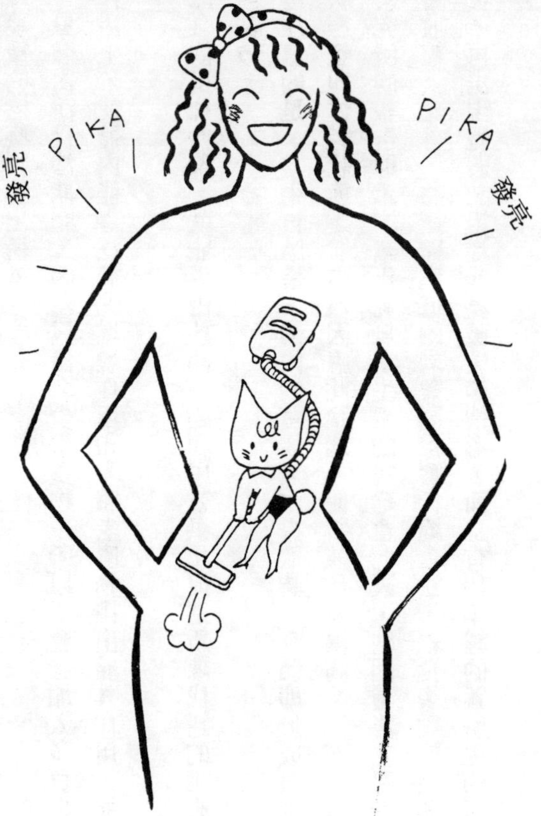
發亮
PIKA
PIKA
發亮

③燃燒作用

④將燃燒後的老廢物排出體外。

實行三日體內淨化法期間，因為只攝取少量食物，所以不會施加太多負擔在①消化作用及②吸收作用上，使體內能專注於③燃燒作用和④將老廢物排出體外作用，能快速達到體內淨化效果。

倘若配合飲用杜仲茶，就能經由杜仲茶的利尿效果和促進新陳代謝的相乘作用，強化體內淨化法的功效。

而值得注意的是，當平日應進入體內的食物無法攝取時，身體即形成危機狀態。危機狀態意即休克狀態，體內為因應此狀態，使新陳代謝提高。

依某研究所的報告顯示，讓年老無法生蛋的雞絕食七天，結困這隻老雞的行動變得年輕，肌肉也會收縮。此外，將產卵率低的老雞同樣實行絕食法，絕食後牠的產卵率會提高，而且所下的蛋不再出現脆弱、粗糙或易破裂等情形，而是有如年輕的雞所生的蛋般，蛋殼光滑且不易破裂。

此結果也可印證在其他地方。

養殖漁業最怕遇上紅潮，因紅潮浮游物中的微生物會破壞魚貝類，但是，若能在紅潮來襲時，讓魚類斷食，魚兒就將沈在水底好似冬眠般不動，因為紅潮不會到達海底，所以不會造成災害。

失去食物的魚不會死，在紅潮退去後再餵食，反而會比以前更有活力，人類也相同。經常有同樣食物進入體內，就會產生習慣，使新陳代謝遲緩。但是，若能在此時創造一種飢餓狀態，就能使新陳代謝旺盛，且更年輕化、活潑化。

實行淨化法後，就連患有子宮肌腫瘤的女性，也能在生理上發現驚人結果。甚至有人因採行體內淨化法，使已經不管用的老人陰莖復活，年輕了五歲～十歲。總而言之，以此斷食法使身體自然產生危機意識，確實能使自己回復年輕。

Q　為什麼實胖者需選擇超低卡洛里減肥食品，才能快速減肥？

A　實胖者的肥胖原因在於食用過量高卡洛里食品。

首先要減少卡洛里攝取量，但是隨便減少卡洛里，可能會造成營養失調，導致不良後果。

所以，一定要攝取生活所必要的蛋白質、維他命、礦物質、食物纖維等等，而且要將卡洛里減至最低。

但是，倘若每餐皆須準備此類食品，是一件既麻煩又花錢的事，於是超低卡洛里減肥食品（V、L、C、D）應運而生。

V、L、C、D現已成為減肥主流，在無數的大醫院中被當作治療肥胖者的方法。V、L、C、D是以一餐約一五〇大卡的熱量為基礎，而在其中含有體內不可或缺的營養素，以維持身體的基礎代謝，這類食品不但美味可口，且不會產生空腹感，能長期健康的減肥。

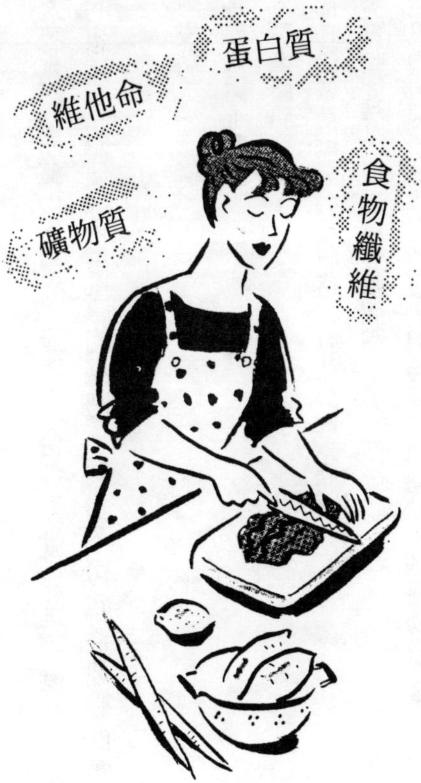
蛋白質
維他命
食物纖維
礦物質

Q 為什麽提高基礎代謝的減肥法，需要配合運動？

A 也許有人認為只需減少食量，無需配合運動就能達到減肥效果，這是一種非常錯誤的想法，假使你想健康的減肥，絕對不可忽略運動的重要性。

運動有下列優點：

一、能使基礎代謝上升。

二、能降低製造脂肪作用。

三、使苯郁二酚胺荷爾蒙分泌旺盛，有效分解脂肪。

四、淘汰劣質膽固醇，增加良質膽固醇。

五、會產生肌肉，使新陳代謝活潑，倘若腳有問題或不能運動者，可以散步或洗半身浴等方式代替，亦可得到相同效果。

第二章

簡單快速地減肥

——不單減肥成功，就連便秘和高血壓等症狀也獲得改善，使人回復年輕的經驗談

◆◆只要有決心就能使減肥變得簡單，終於穿上嚮往已久的新娘禮服！◆◆

坂口純子女士（27歲・主婦）162cm・68kg↓58kg

結婚典禮前三個月是最快樂的時光。

幻想自己穿著結婚禮服的模樣，結婚禮服的款式等等，夢中的自己有如時裝模特般美麗，在結婚典禮上獲得許多人的祝福而微笑著……。

但遺憾的是，那只是一場夢境，並非真實。

當我在飯店服裝部看見嚮往已久的新娘禮服時，就迫不及待地馬上試穿，但結果出乎我意料，在我身後的拉鏈拉不起來，不論我多麼努力地縮起小腹或停止呼吸，依舊徒勞無功。

對自己的身材早已心知肚明，減肥了好幾次卻完全失敗，也曾以計算卡洛里的方式減肥，而最近採用了蘋果減肥法。

在減肥期間，體重確實減輕，但一旦停止減肥，馬上回復原來體重，就這樣不斷循環，因為未婚夫喜歡這樣的我，所以自己也不願再為減肥費心。

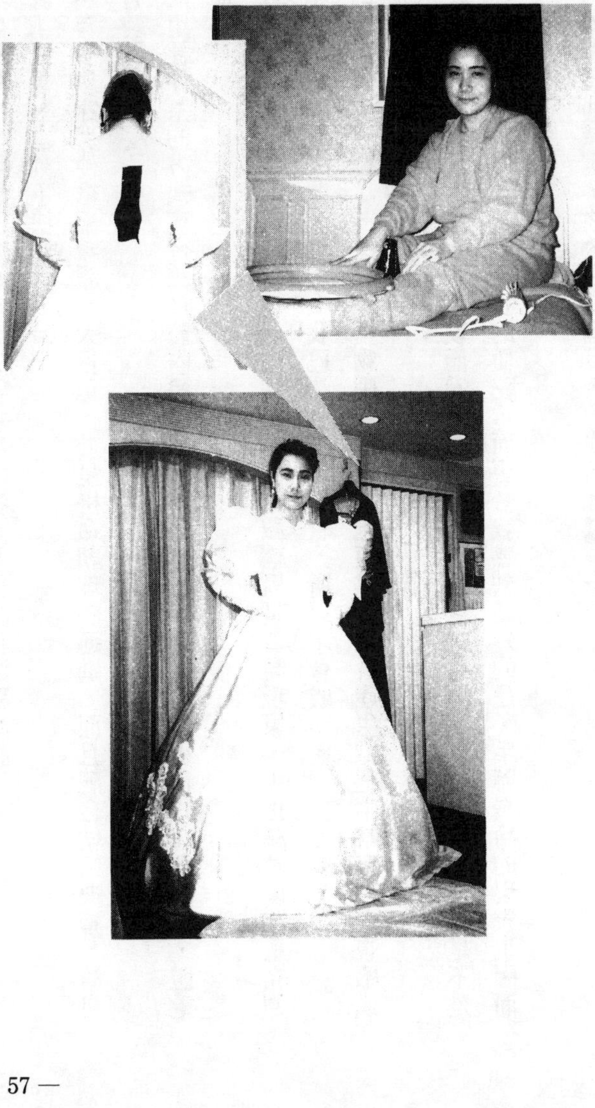

飯店內的熟人，可能不忍心看著失望歎息的我，而告訴我這種減肥法。

我聽了之後，立刻下決心再度減肥。

因為有了想穿那件結婚禮服的大目標，於是拼命朝理想邁進，而且配合結婚典禮，給自己三個月時間。

以飲用杜仲茶的方式實行三日體內淨化法，結果瘦了三公斤，實行正式減肥法後，體重持續下降。

在以往採行其他減肥方法時，心中總認為體重減輕只是暫時現象，停止減肥後體重立刻會回升，於是常導致失敗，但這次我已決心背水一戰，所以才會成功。

超低卡洛里減肥食品，比其他食物限制法更具飽腹感，不會產生減肥中常有的空腹感或不滿感，在精神上也更能持續。

在核酸沙拉的種類中，我個人較偏愛海藻沙拉，於是較常選擇海藻為材料，不知是不是海藻與杜仲茶的相乘效果改善了我的便秘，而更令我感到意外的是，手腳發冷的現象也因而消失。

我的體重順利減輕，終於在三個月後，成功地減輕十公斤。

我如願地在結婚典禮上穿著理想中的結婚禮服。

不單如此，令我更高興的是連美容師也讚美我的皮膚光滑。

減肥後的我，皮膚產生光澤，連面皰也消失，我以為是便秘痊癒的緣故，但說不定是細胞本身年輕化所帶來的改變。

我並非自誇，而是真的覺得自己是最美麗的新娘。

現在的我非常幸福。

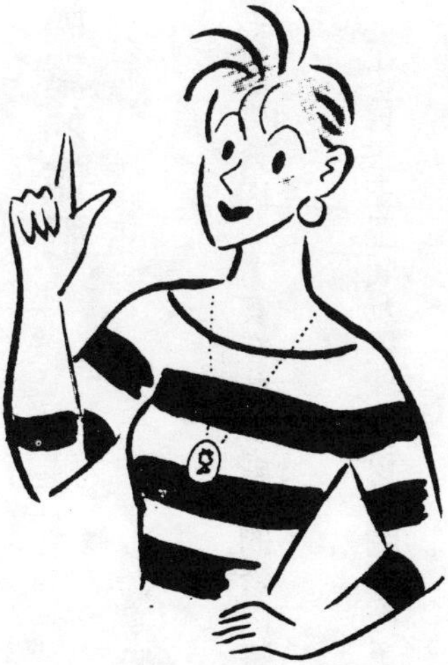

◆◆雖已對減肥死心，但是只因如此簡單的減肥法，而使我年輕十歲◆◆

松原幸子女士（38歲・主婦）
64kg↓55kg

我在過去二年間胖了十公斤，在全身任何部位均產生贅肉，尤其在肚子周圍的贅肉特別多。

丈夫看了我的樣子也不高興，使我經常歎息，我也曾去三溫暖及網球學校試圖減肥，但徒然無效。

我以「生活記事簿」的方式減肥，雖然過程艱苦，但終於減輕五公斤體重，為慶祝減肥成功而飲酒過量，體重一下子回復原狀。

這次減肥失敗後，又採行了只吃某種食物和無油飲食減肥法，也曾採用附近藥房推薦的○○法，均白費心力，我想我所嘗試過的減肥法多到能寫成一本減肥專書了。

在其間也有如往常般，減肥後又立即回復體重。

我認為我的肥胖可能得自母親遺傳，故一度對減肥死心，但聽說只要喝茶就能減肥，於

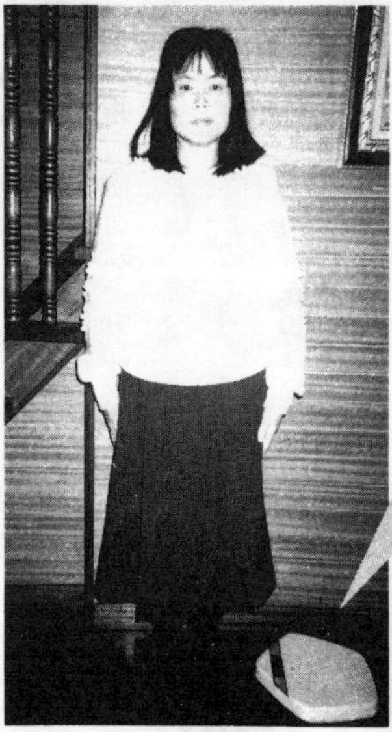

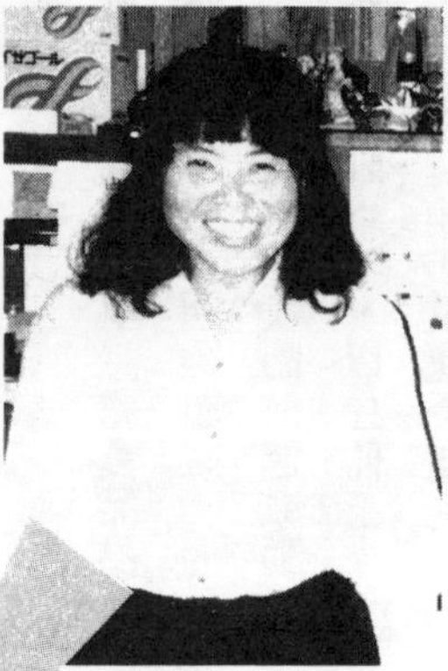

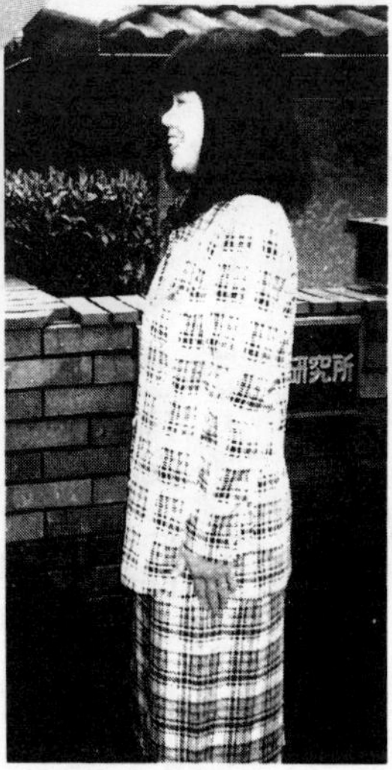
研究所

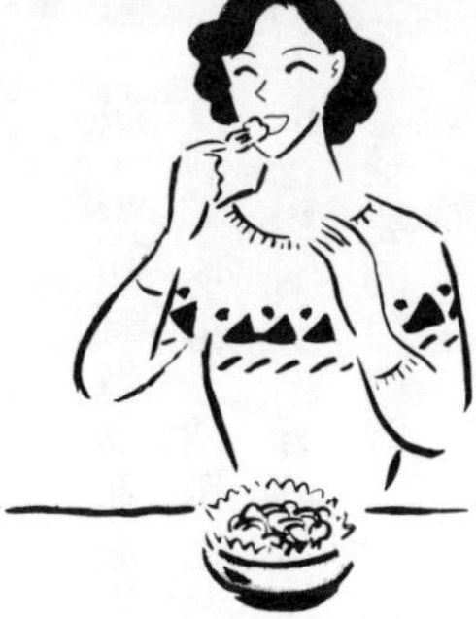

是決定做最後嘗試。

坦白說，當初只是抱著嘗試心態，並沒有太多期待。據說只要先將宿便清除，就能看到減肥效果，於是姑且一試，沒想到竟能在短短三日間減輕三公斤體重，令我信心大增，決定以謹慎的心情實行減肥計劃，不再重蹈覆轍。

我在一個月內實行了二次「三日體內淨化法」繼續減肥，但在和朋友出外旅行時，又不自覺地吃太多，令人感到訝異的是體重竟然不再回升，老公帶著戲謔的口吻說：「你這次能持續幾天呢？」即使如此，我依然不放棄。

可能是食用多量核酸沙拉的關係，我的通便情形變得異常良好，更不可思議的是，竟不會產生空腹感。

每日吃超低卡洛里減肥食品易產生厭惡感，所以我選擇了二日吃一回的方式進行，如此一來，體重不但不會回復原狀，而且在一週內減輕了一公斤體重，這結果令我對這種減肥法的信心大增，更增加我的前進原動力。

當我覺得飢餓時，以杜仲茶來代替零食，使自己擁有滿腹感。一段時間後，胃容量變小，只要吃少量食物，就覺得足夠。

回想在減肥的第一個月，就得到減肥效果，而且通便情形也變得順暢，這是支持我持續的原動力，所以才能達到現在的成果。

現在我終於了解到醫生告訴我「一個月定勝負」這句話的涵意。

我不但減肥成功，連皮膚也變得光滑，確實有年輕十歲的感覺。

從此丈夫每日笑顏逐開。

我在三個月內，成功的由六十四公斤減至五十五公斤，共瘦了約十公斤。

這種減肥法簡單有效，日後我也會繼續以杜仲茶來維持體重。

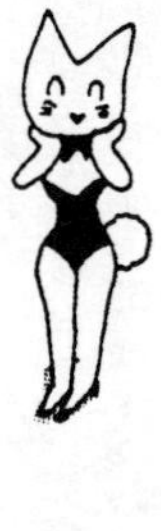

◆◆以三日體內淨化法改變了原本歐巴桑的身材◆◆

上野純子女士
（27歲・主婦）
154cm・63kg↓59kg

請看我減肥前的照片。

我雖只有二十七歲，看起來卻有如中年婦女，但原本的我並非這種體型。

自從二十二歲動盲腸手術之後，體重就急遽增加，雖然很擔心，卻也無能為力，因我的腹部不能用力，連運動也感困難，所以，只能慢慢地活動身體，在這三個月間，胖了約十公斤。

於是我參加了運動俱樂部想減輕體重，但仍徒然無功，因為我在運動流汗後，喉嚨變乾、肚子也餓，在不知不覺中吃得過多，反而變胖。

雖然已陷入苦戰狀態，但卻瘦不下來，身材愈來愈像中年婦女，不論如何打扮都像三十幾歲的人。

當朋友告訴我杜仲茶減肥法能使人年輕，我對這句話非常感興趣，而決定試試看。

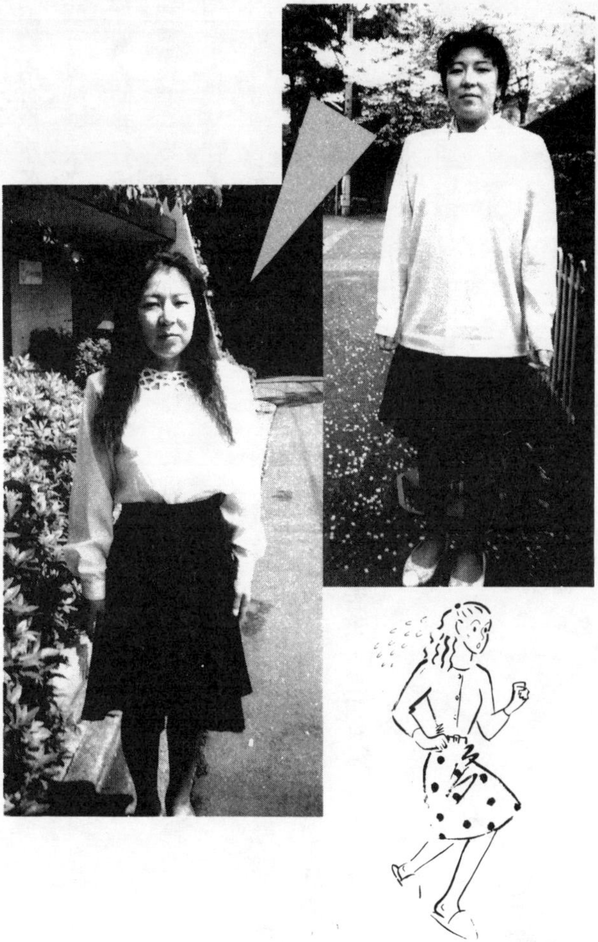

令我吃驚的是實行三日體內淨化法後，不但排便功能回復正常，也能順暢地排尿，我從來不知道體內有那麼多不必要的廢物。

完成三日減肥法之後，瘦了三公斤，不過最重要的是我的臉色變得明朗，看來好像不只瘦三公斤般，使我有滿足感。

當我想再進一步實行減肥計劃時，碰巧親戚結婚，於是又忘了節制食量。一週後，我又胖了二公斤。

我心想再繼續下去，結果將不堪設想，採取減食的方式也無法減輕體重，惟一之途即實行減肥法，於是依照食譜食用核酸沙拉，努力以超低卡洛里減肥食品實行減肥計劃。

雖然減肥至今僅一個月，但已瘦了四公斤，照現狀看來，三個月後一定能再減輕五公斤，運動後也不會有疲勞感，每天都過著愉快的生活。

遺憾的是無法將三個月後的照片刊出。

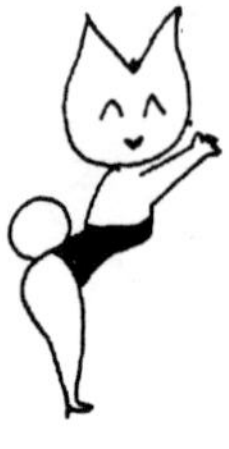

◆令我驚訝的是我在三日內減輕了五公斤，而且不再感覺疲勞◆

三浦智代女士
（30歲・職業婦女）
168cm・85kg↓68kg

可能是沒有耐性的緣故，再嚐試了各種減肥法後，仍因無法持續而煩惱不已。

我曾在雜誌上看到○○○水具絕佳減肥效果，因不用計算卡洛里而心動，於是馬上選擇了這種減肥法，但終因無法忍受飢餓，且不斷冒冷汗而失敗。

就在此時，遇見了闊別已久的朋友，我對她變漂亮的原因感到好奇，經過我再三追問之下，終於問出她採用了「杜仲茶和核酸沙拉」減肥法。

我迫不及待地開始實行三日體內淨化法，但當她告訴我「不能吃普通食物」時，我開始感到沮喪。

因為我曾有過無法忍耐禁食而失敗的慘痛經驗，但是核酸沙拉有三種，可按照個人喜好調配三餐，此外，在無法忍受飢餓時，就以杜仲茶或核酸水果充飢，可能是茶和超低卡洛里減肥食品的關係，不再有空腹感。

這對於食量大的我是一大福音，也是我持續下去的原因。

在三日體內淨化法後，體重就由八十五公斤降至八十公斤，瘦了五公斤之多，我的欣喜之情無法形容，我想你們應能體會這種心情。

不過，天不從人願。我因無法承受母親死亡的事實，在葬禮期間不再注意飲食，於是體重回復原本狀態，看著八十三公斤的我，真不知該如何是好。

還好我有一個最大優點，就是有毅力。

於是我再度向三日淨化法宣戰。

因為抱持著「有志者事竟成」的信念，使心情也變得輕鬆。

在實行三日體內淨化法之後，體重由八十三公斤減為七十七點五公斤。

現在仍持續減肥，經過約二個月，就成功地減輕九點五公斤，我由衷地對這種減肥效果感到驚訝。

我現在是以飲用杜仲茶，配合超低卡洛里減肥食品的晚餐來消除肥胖。我不但體態變得輕盈，也不再有疲勞的感覺，不僅如此，更不可思議的是食量也因而減少。

我將減肥目標訂在六十八公斤，我有信心一定能達成理想。

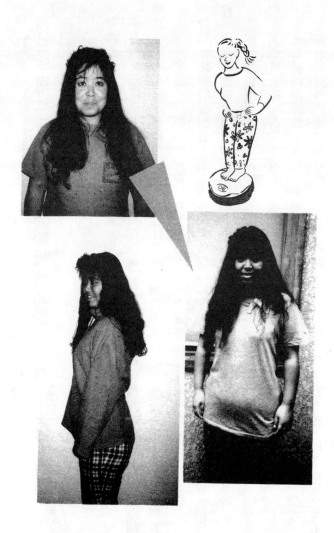

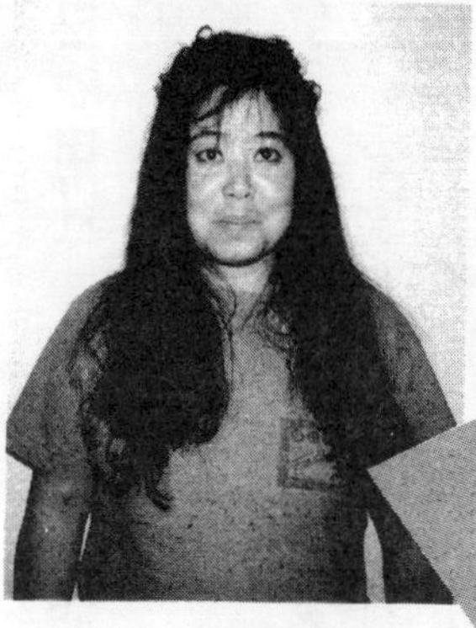

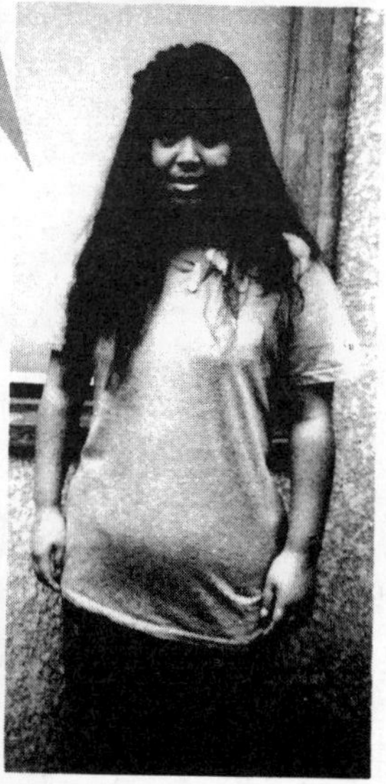

◆每日飲用杜仲茶，使我能順暢地通便，心情也變得愉快◆

本田良子女士（橫濱・24歲、職業婦女）
156cm・53kg↓49kg

身為職業婦女的我，總為了兼顧家庭和工作，過著忙碌且不規律的生活。一週內有三個晚上在外用餐，每到深夜就不自覺地以泡麵來當宵夜，而且非常愛吃甜食，通常一次吃三個西點麵包，一日喝五杯加許多糖的咖啡，過著這樣的生活怎能脫離肥胖。不過對我而言，便秘比肥胖更令我擔心，於是向這種減肥法宣戰。

對早晨忙碌的我而言，根本沒有上廁所的時間，排便時間不規則使我開始便秘，到後來不得不使用輕微瀉藥來解決便秘問題。

生理不順也困擾著我，同時也有肩硬化，畏寒症等煩惱，肚子經常有發脹感，下腹也異常突出。就在此時，經友人推薦接受了西田先生的指導。

在三日體內淨化法的前日，仍無法順暢地排出宿便，在三日後，體重只減輕一公斤。我也曾存有「也許這種減肥法不適合我的體質」的想法而深感不安，但可能是天生不服

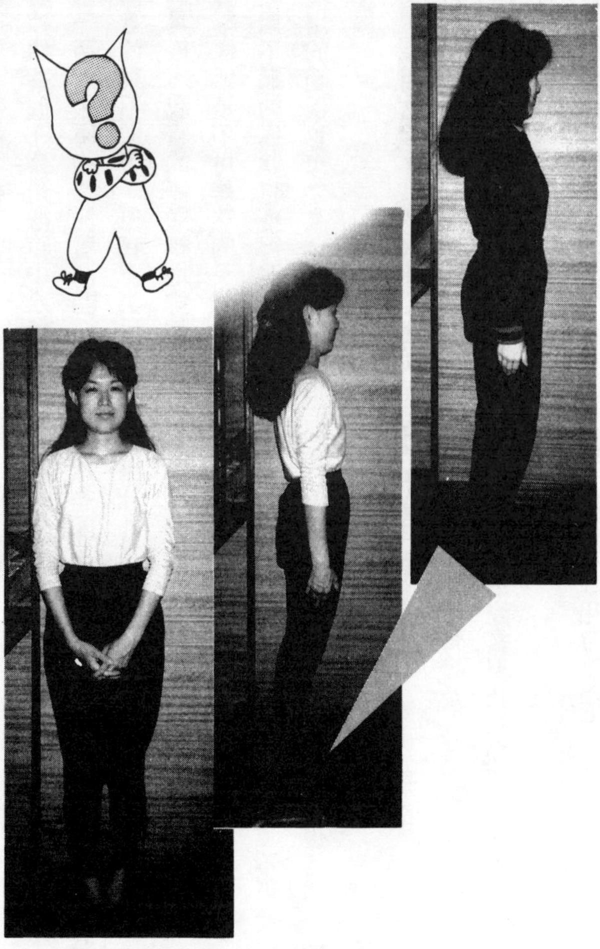

輸的個性使然，我仍繼續努力。

我將杜仲茶放在公司冰箱中冷藏，而且每日以核酸沙拉為午餐。

在第一週內，便秘情況漸漸開始改善，雖然並非每日都能順暢通便，但仍能稍微減少不快感。儘管效果不顯著，但我認為只要繼續飲用杜仲茶，也許能徹底改善便秘。

二個月後，我真的能順暢地排便。

那種暢快感是不可言喻的，當時我的心情愉快，好似飛入雲霄。

連經期不順的症狀也獲得改善，變成正確三十天周期，肩硬化、寒症等也不再發生，以前經常使用的圍毯也束之高閣，真不敢相信杜仲茶能使我過著健康的生活，但這是一個不爭的事實。

經過三個月之後，我的體重意外地減輕四公斤。

我的小腹不再突出，身材變得十分窈窕，而且戒除了吃宵夜及在外用餐的習慣。

我再也不會產生空腹感而煩惱，繼續下去，我想一定能實現我的願望，達到四十五公斤的理想體重。

整個人變得神清氣爽，現在的我，能輕鬆地兼顧家庭和事業兩者。

◆以適合自己的杜仲茶減肥法，成功地減輕九公斤體重◆

遠藤修二先生
（25歲、公司職員）
162cm・72kg↓65kg

雖然了解肥胖是健康上的問題，而且也是無法自我管理的表徵，據說美國肥胖者常面臨就業問題。但是，男性減肥會比女性遭遇更多困難，我也不例外。

在學生時代的我熱衷運動，即使食量大也不會發胖，但是進入社會後，雖食量不變，但由於運動不足，終於導致肥胖。

自己也不敢相信，我竟成為肥胖者的一群。

以前的朋友對我說：

「肥胖的人是無法獲得女性青睬的。」

但我回答：「男性應以內在涵養取勝。」

我對這件事毫不在意。

在偶然的機會裡，我到公共浴室洗澡，驚見鏡中自己竟有中年男士的體態，才真正體認突出的肚子確實無法博取女性好感。

雖然很想減去脂肪，但又不願嚴格限制食量，也不想改變現有生活方式，為此問題實在大傷腦筋。前輩告訴我可以食用「杜仲茶和核酸沙拉」來減肥，在我評估過可行性之後，就開始進行減肥行動。

因忙碌的緣故，所以並未做特別食物限制，只持續飲用杜仲茶。而且我不會做核酸沙拉，需麻煩父母代勞，所以只能採取每隔一日食用一次核酸沙拉。

當初不曾考慮超低卡洛里食品的原因是怕擾亂了自己的生活步調，尤其身為男性，應酬也在工作範疇內，所以不能不吃晚餐。

所以，每日只喝約二公升杜仲茶，在服用一個月後，並未發生任何變化。

但是，食量發生了變化，不需食用和往常同樣分量的食物，也能產生滿腹感，過去愛吃肉類及油炸食品的我，現在喜歡清淡的食品，一週只要吃二次油膩食品就能滿足。

啤酒也以每日一瓶為限。雖然我並未嚴格限制飲食，但三個月後仍減輕了四公斤，經過六個月之後，瘦了七公斤之多。

這樣的結果更堅定我的減肥信心。我仍堅持依自己的方式減肥，繼續飲用杜仲茶。

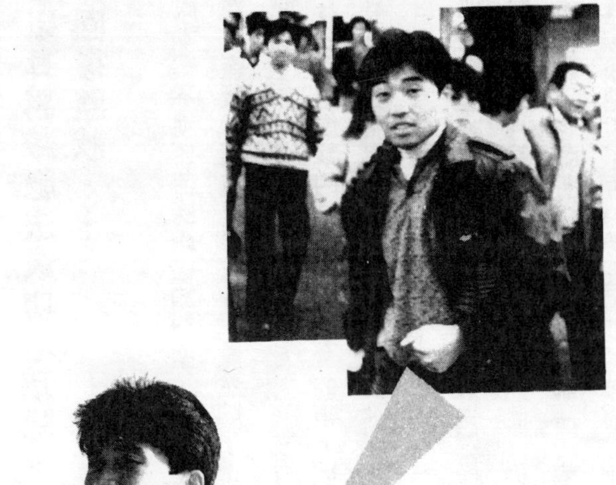
杜仲茶

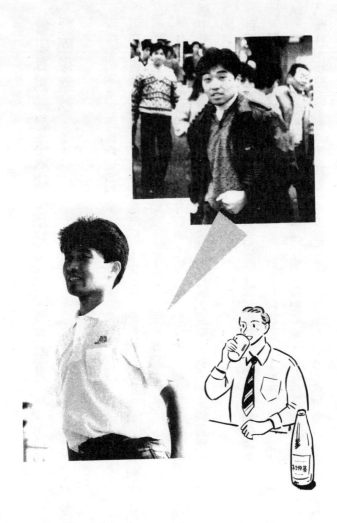

◆◆曾以耳窩減肥法成功地減肥，但歷經三個月就回復原狀……◆◆

山根惠子女士
（神奈川縣、28歲、主婦）
148cm・56kg→46kg

我原本即不屬於苗條纖細的類型，體重是四十六公斤。但在生產後，體重直線上升，竟然胖了十公斤，體重變為五十六公斤，以前所穿的衣服現已不再合適，我知道自己不能再繼續下去，所以下決心減肥。

最令我產生衝擊的是參加同學會的事。因為肥胖的緣故，無法穿著華麗服飾，只能選擇衣櫃中最好的衣服去參加，但是一進入會場，我就想回家，我不知是因周圍帶給我的壓力，還是因自己太寒酸而尷尬地坐立不安。

自那次之後，決心向肥胖挑戰，首先選擇耳窩減肥法，在實行後體重確實下降，但不知何故，經過三個月就回復原狀，儘管如此，仍看在錢的面子上繼續下去，結果不但體重毫無減輕，而且為了老師所指導的食物限制法，變得疲憊不堪，於是停止耳窩減肥法。

此時，我聽說了專為想在短期內確實減肥者所開發的超低卡洛里簡單減肥法，於是決定

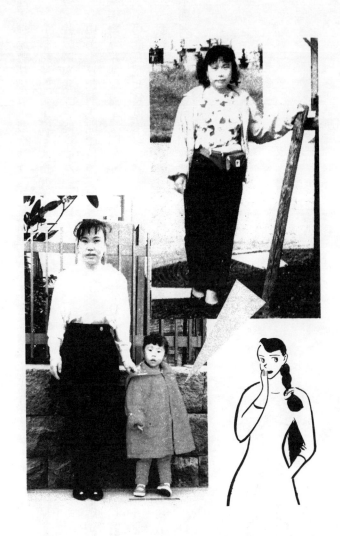

向這種減肥法挑戰，最令我欣喜的是這種減肥法不會使我產生空腹感。

令我吃驚的是，晚餐的超低卡洛里減肥食品並不難入口，也能產生滿腹感，不再感覺疲勞，我想這次我一定能達成減肥目標。

由第十日起體重開始持續下降，一個月就減少了三點五公斤，之後體重也順利地減輕，體態變得非常輕盈，腰圍也在一個月內減少了五公分之多，而且不會產生空腹感，我想我再也不可能發現比超低卡洛里減肥食品更簡易的方法了。

我在三個月內成功地減輕了八公斤體重，最不可思議的是，在我肥胖時，我的女兒甚至不願與我牽手，如今她卻經常纏著我不放，反而使我吃驚。

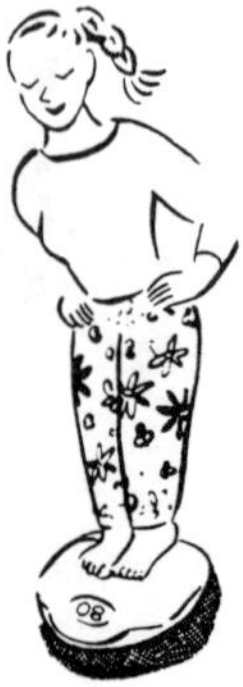

◆每日飲用杜仲茶，改善原本浮腫粗糙的膚質◆

藤田雅子女士
（28歲・職業婦女）
155cm・52kg↓51kg

我並不擔心肥胖問題，令我擔憂的是皮膚粗糙、浮腫等症狀，只要身體狀況稍差，皮膚就變得粗糙，並產生類似疱疹般的溼疹，不但不易上妝，而且臉部及眼睛皆有浮腫現象，使我不敢照鏡子，也影響我的上班情緒。

事實上，我常為了這個理由請假，上司也因此對我評價不佳，就在這種情況下，我聽說了以杜仲茶減肥法能改善皮膚。

但是因工作忙碌，沒時間做核酸沙拉，所以先飲用杜仲茶。

我的食量原本就不大，所以並未限制食物，只飲用杜仲茶，我將杜仲茶帶到公司當作日常飲料，完全拒絕咖啡、紅茶等清涼飲料。

經過三個月，體重雖只減輕一公斤，但令我欣喜的是皮膚的溼疹消失，通便也變得順暢，除此之外，夜晚也能熟睡。

從前我只要睡覺姿勢不良，就無法熟睡，夜間常會驚醒，所以經常睡眠不足，一整個上午都昏昏沈沈的。自從飲用杜仲茶後，夜晚能熟睡，早晨起來也不再有雙眼浮腫的現象，整個人變得神清氣爽。現在的我不但易上妝，而且體態也變得輕盈，工作起來更加有勁。

上司也對我說：「藤田小姐，你最近氣色不錯。」

杜仲茶為我帶來新生活。

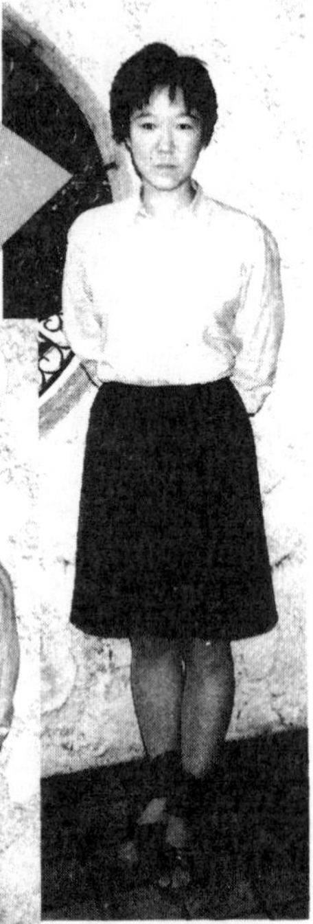

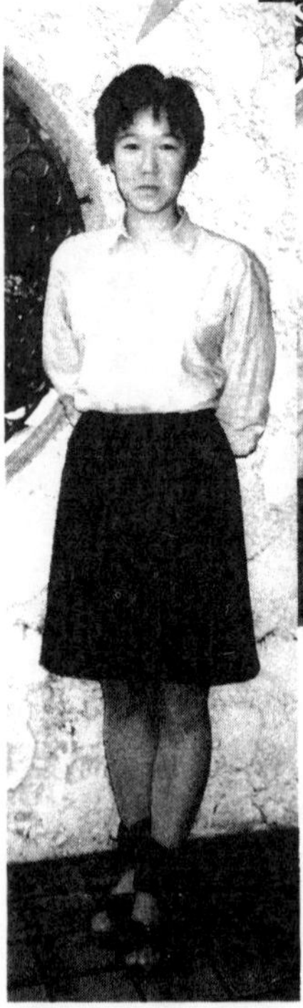

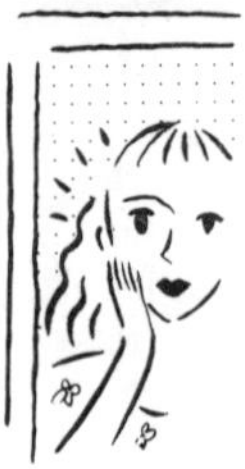

◆杜仲茶和超低卡洛里食品使我免除半身不遂的危險，身體狀況也得到改善◆

木村　茂先生
（38歲・自營業）
178cm・99kg→85kg

我是個典型的暴飲暴食者，完全不理會周圍朋友的忠告，對健康漠不關心，明知自己的血壓高，也認為以我的年紀是不可能變成腦溢血，於是依然故我。

豈知某日竟然因強烈的頭暈和頭痛病倒，被送到醫院才知自己的最高血壓為一九〇、膽固醇值為三五〇、血糖值也處於危險狀態，就連醫生也覺得事態嚴重。

醫生對我說：「木村先生，你總算保住了生命，切記以後別再過著不規律的生活。」一語驚醒夢中人，我開始對自己的肥胖重新思考，因為肥胖已形成健康障礙，於是下定決心儘早減肥，我選擇了食物療法進行減肥計畫，但絲毫不見成效。

我是屬於「好了傷疤忘了痛……」的人，在逐漸復原後，又回復以往的生活，明知不能再這樣下去，但因為看不見減肥效果，決定聽其自然，就在此時聽到這種減肥法。

我回想起曾在雜誌上看過有關杜仲茶的報導，於是抱著姑且一試的想法開始飲用。

在開始時只實行三日體內淨化法，結果一下子減輕五公斤，排尿也變得順暢，我覺得體內一切不艮物質都隨著尿液排出。

經過這次體驗後，直覺上對此減肥法更具信心，於是更積極地投入減肥行列。但令我感到難過的是，不能再像以往那樣痛快地吃晚餐，只能食用超低卡洛里減肥食品，所以每到就寢時間，就餓得無法入眠，在沒辦法的情況下，只好以大量的水果和杜仲茶充飢。

到了第三天，竟然不再有空腹感，後來也能順利地實行減肥計畫，這件事給我很深的體驗，那就是不論做任何事，前三日皆為轉捩點，只要能熬過這三日，就可說是成功在望。

三個月後，我成功地減去了十四公斤的體重，連肚子周圍的贅肉也神奇地消失，許久不見的朋友都不敢相信我的改變，就連我也覺得鏡中的我和原來的自己簡直判若兩人。

一些不知道我在實行計劃的朋友們紛紛問我：「你最近身體狀況是否欠佳？」非常擔心突然變瘦的我，但是相反地，我的身體狀況出奇地好，不但不再感覺疲勞，也比以前更充滿幹勁。

去醫院複檢的結果顯示，不但血壓恢復正常，就連膽固醇值、血糖值也正常，連醫生也對此感到驚訝。

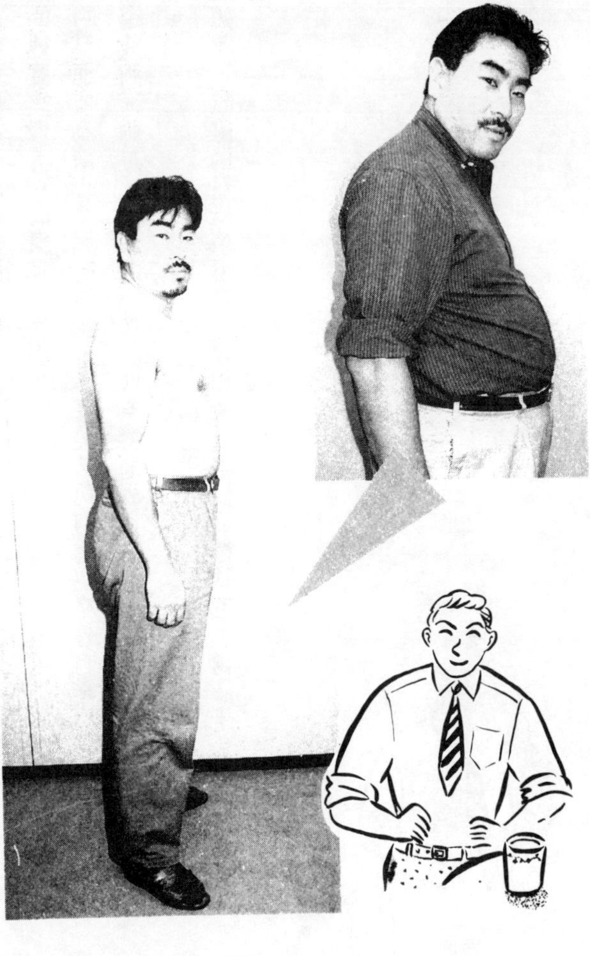

想想從前那段為了高血壓而病倒的日子，幾乎每日藉酒澆愁，而且是個快吃高手，但是最近吃飯的速度變慢，吃的樂趣油然而生。

所吃的料理皆為精心烹調的佳餚，不僅美味可口，也格外有滿腹感和滿足感。

我決定戒酒三個月，但最近以啤酒作為餐前酒，咖啡、果汁等清涼飲料完全禁止，以杜仲茶代替。

雖然如此，體重仍然持續下降，我想繼續維持這種狀態，再瘦十公斤。

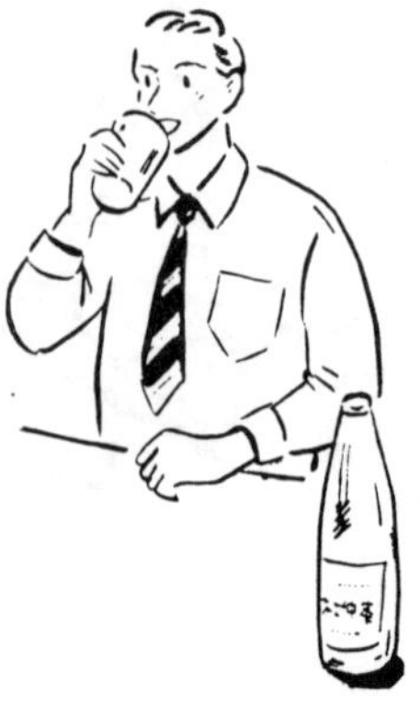

◆◆飲用杜仲茶治療便秘，不僅肚子不再突出，腰圍也減少三公分◆◆

廣瀨陽子女士
（22歲・無職）
155cm・49kg→48kg

我並不胖，但不知何因，下腹部異常凸出，穿上泳裝，變得好像歐巴桑體型，我想這可能是便秘所引起的。

因為食量小的緣故，所以無法順暢排便，於是變成小腹突出，怕冷、氣色也不佳。想以增加食量的方法治療便秘，但又擔心會因而變胖，於是經友人介紹，開始飲用杜仲茶，欲藉此擁有年輕活力的自己。

因無法下決心實行三日體內淨化法，決定先嚐試飲用杜仲茶。

自此之後，開始每日飲用二公升杜仲茶，約二個月後，腹部有減小的趨向，體型也發生變化。三個月後，便秘消失了。在這期間，我不喝咖啡或果汁，只喝杜仲茶。

隨著便秘消失，我的臉色變好，身體也有暖和感，以前體溫只有三五點一度，最近上升至三六點二度。不單如此，皮膚也變得光滑細膩，身體狀況轉佳。

周圍的人紛紛對我說：

「陽子，你是否談戀愛了？最近變得比以前漂亮哦！」

他們說得沒錯。現在的我似乎能由身體內部產生體力般，自然地想活動身體，於是過去柔弱的我，性格漸漸轉變為積極開朗，父母也為這結果感到欣喜。

雖然體重只減少了一公斤，但是腰圍足足小了三公分。

一想到今年夏天，我就能穿著性感泳衣到海邊戲水，內心感到無限喜悅。

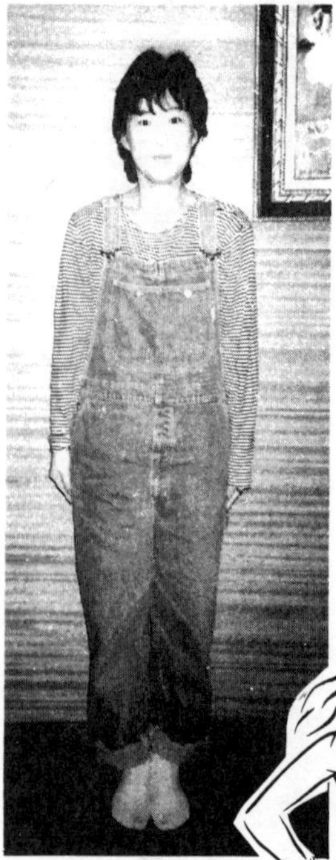

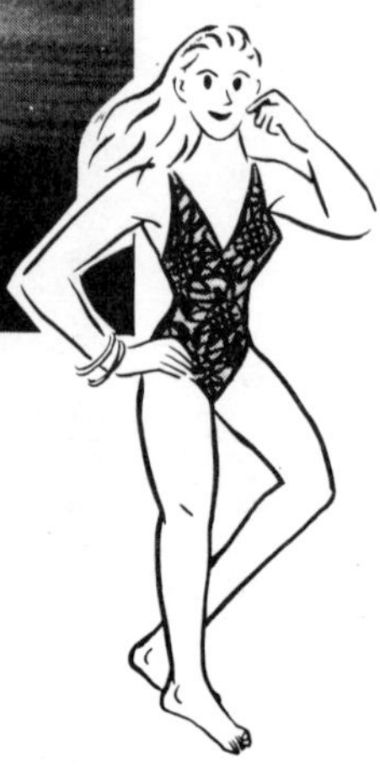

◆◆因老公反對減肥，採用偷工減料方式減肥的我，瘦了六公斤◆◆

矢野隆子女士
（大宮・38歲・主婦）
152cm・58kg→52kg

我是屬於產後發胖的類型，所以現在的體重比以前超過約十公斤，因在授乳中無法減肥，於是打算在斷乳期減肥，但卻遭到先生反對，他說：

「胖也無妨，最重要的是健康。全家人都要吃同樣食物，否則食物就不美味了。」

依據先生的說法，為了美容而減肥不但傷害身體，而且完全失去目的，雖然我也了解這個道理，但是每當帶孩子到公園遊玩時，看到其他孩子的母親體態輕盈，就覺得不自在。

這樣的身材使我感到尷尬，而且每次看到鏡中的自己就傷心難過。

我想女性想變瘦，變漂亮，並非為了博取男性好感，何況先生也說過不在乎我肥胖的身材，但是女性並非為了博得男性好感才愛美，而是任何人都有自己所希望成為的樣子。

想以不限制食物的方式減肥，於是參加游泳、體操教室、跳舞等運動，卻不見效果，利用先生出差期間，又嚐試了各種減肥。

也曾嚐試過蘋果減肥，雖然瘦了三公斤，但停止減肥後，體重立刻回升二公斤，在不得已的情況下，採取自己的方式減肥，在努力三個月之後，體重減輕五公斤，但身體也因此變得無力、手腳晃動，無法做家事和照顧孩子。

但是這種努力依舊徒勞無功，不論我多麼小心，經過半年仍舊恢復原來體重。

就在此時，經由孩子同學的母親口中得知這種減肥法，當時馬上想到如果只有三日的話，就能趁老公出差時進行……。碰巧三天後老公出差，於是立刻實行三日體內淨化法。

在消除宿便後，通便變得異常順暢，就連自己也感到吃驚，腹部也變平坦了，而且不再感覺疲勞，身體呈現一種非常舒適的狀態。

我做的核酸沙拉十分可口，當作菜餚時，孩子皆非常愛吃。

就這樣，我在三日內成功地減輕二公斤。

我對這樣的效果感到滿意，想要正式減肥，但因老公反對，只能繼續食用核酸沙拉和杜仲茶，無法採用超低卡洛里減肥食品。

核酸沙拉有許多吃法，當作菜餚食用十分可口，就連先生也十分喜歡。老公知道核酸能使身體年輕化，完全沒有察覺是我在減肥，於是我和先生一同吃核酸沙拉、喝杜仲茶。

我所期盼的三個月終於過去，我成功地去減去六公斤體重，身材變得苗條，連先生也說：「老婆，你最近變漂亮了。」

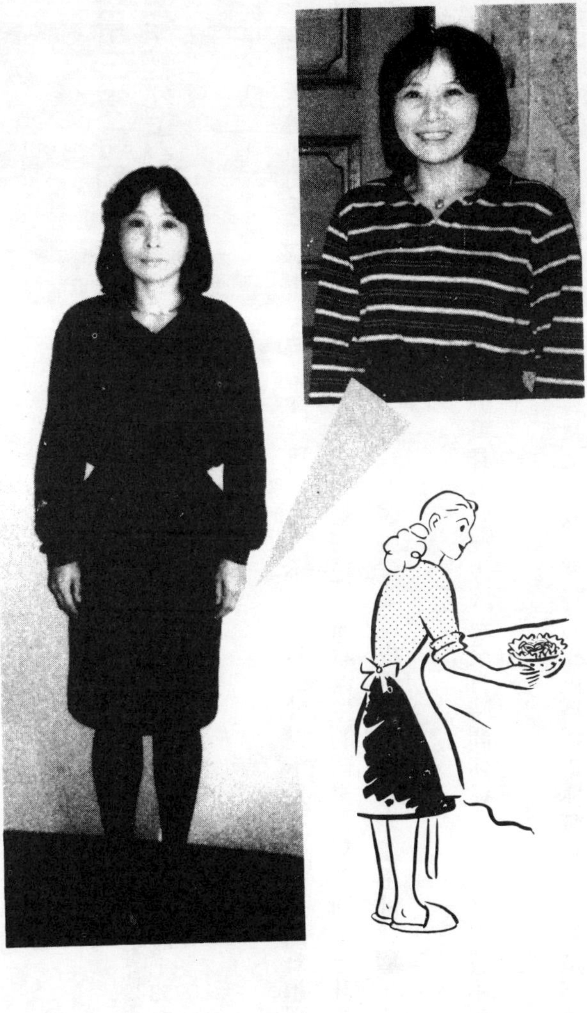

◆只用三天時間，不但血壓降低，整個人也充滿年輕活力◆

濱野真理子女士
（東京都・55歲・餐飲業）
156cm・58kg→53kg

我從事餐飲業。

最近為了新增加的二個分店奔波忙碌，雖然客人不多，我仍幹勁十足。可能是因為煩惱增加的緣故，我常覺得頭重、身體晃動，令我吃驚的是，去看醫生的結果，竟是血壓上升的因素所造成，我的血壓上升至一七〇～一〇八。醫生嚴厲地提醒我，倘若繼續這種狀態，不知何時我會因而病倒。

不過事實上，我無法遵照醫生指示調整身體狀況，因為沒有時間休息，只好強忍著不適感繼續忙碌。

就在此時，先生在藥局聽說杜仲茶對減肥有效，那時的我正需要這種減肥法，於是將此法作為一石二鳥法實行，我想只實行三日體內淨化法可能有耐心實行……，假使需要更長時間的話，可能無法實行。

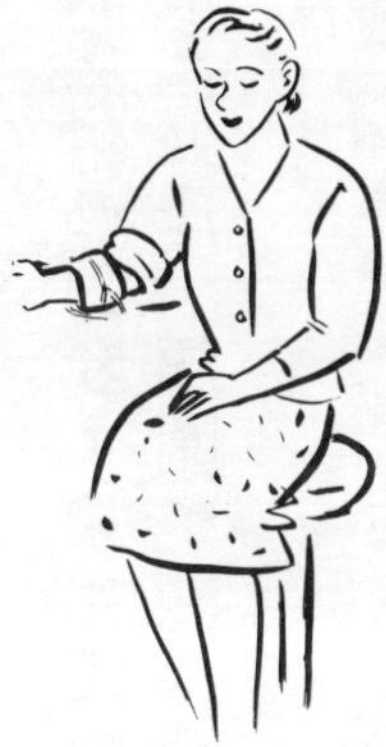

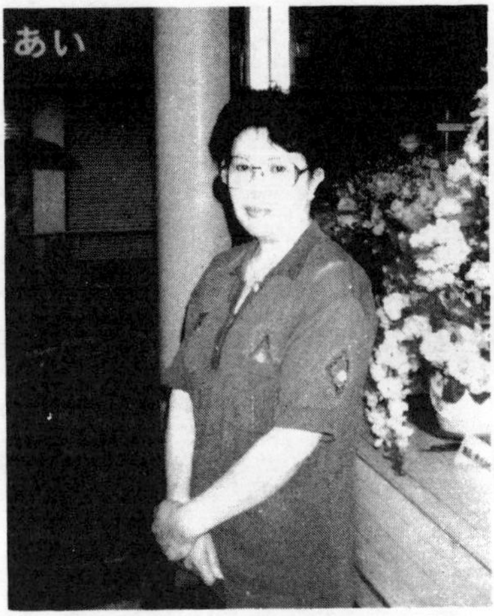

最初是排出宿便，令我驚訝的是因為排便的緣故頭重的情況消失。

每餐充分咀嚼核酸沙拉，不但能得到飽腹感，而且在用餐期間，能想到好的構想，正確下判斷。不過，坦白說，仍會有嘴饞的感覺……。

在第一日頭有變輕的感覺，在第三日時，過去頭重的症狀消失，連肩硬化也消失。

立刻請醫生量血壓，此時稍微降至一五〇～八〇，這結果令我無法置信，我並未服用血壓降低劑，只花三日就能改善血壓狀況。

就連皮膚也變得光滑，店裡的小姐也說我變年輕了，現在的我每日只喝約二公升杜仲茶，自此之後，一輩子只想服用杜仲茶。

◆◆缺乏耐心的我，只用短短一週的時間，就瘦了三公斤，腰圍也變得苗條◆◆

山本春子女士
（大阪市・29歲・自營業）
165cm・81kg→76kg→65kg

我實在不知該如何啟口，過去的我曾嚐試各種減肥法，譬如說：平躺做低周波治療器○○、甘露聚糖、緊身衣蒸氣浴，蛋白質等等，這些方式如果長時間持續可能會有效果，但對於沒有耐心的我，從來不能持續一個月。

最初也對「杜仲茶減肥法」不抱任何期待。

雖然不能說是減肥同志，但因工作關係認識的人，也和我一樣，在開始實行就失去信心。但聽說只要喝茶就能減肥，因看似簡單，所以略帶期待，於是開始實行。

因所從事的是自營業，所以沒有太多自由時間，終日忙碌不已，我聽說此法簡單，使我產生興趣，於是一面工作，一面減肥。

三日體內淨化法是由體內排除多餘水分和宿便，起先我害怕無法成功，因為我的宿便較常人多，不過這件事卻意外地成功。

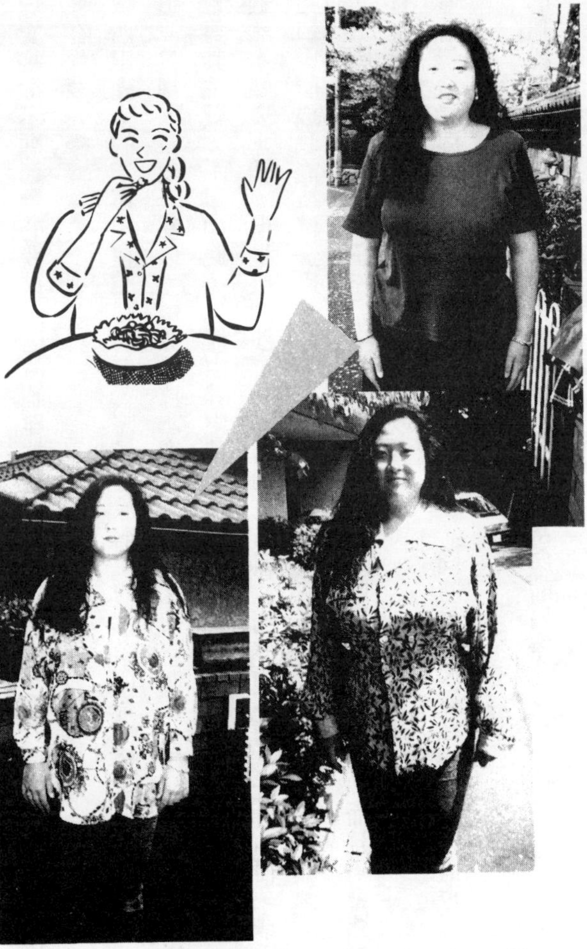

我在短短一週間減少三公斤體重，最令我欣喜的是，臉變得細長，就像肌肉收縮般。對於愛吃卻不願運動的我來說，減肥雖然有些艱苦，但因只需三日時間，於是勉強能接受，就像在作夢一樣。

我依西田先生的指導，在減肥前日，將能排除宿便的食品作為晚餐。在這三日裡，我每天都以「核酸沙拉」充飢。對愛吃的我而言，核酸沙拉有三種變化，所以不會對其生厭。不單如此，也能由其中獲得身體所必要的營養素。

我雖然不熱衷烹調，但是核酸沙拉只需將現成材料放進冰箱即可，十分簡便，最重要的是美味可口，所以我能持續食用。

我在短短一個月間減輕五公斤，體重由八十一公斤降至七十六公斤，而且不會感覺疲勞，也沒有空腹感，我想這都是因為能持之以恒的緣故。

每當感覺飢餓難耐時，就以核酸水果當作零食，同時飲用大量杜仲茶，心情也因而變得輕鬆。

我的目標體重為六十五公斤，我正帶著滿心期待向前邁進。

◆◆放棄化學藥品，以杜仲茶減肥法降低血壓，並瘦了五公斤之多◆◆

福山好江女士
（56歲・公司職員）
156cm・63kg→58kg

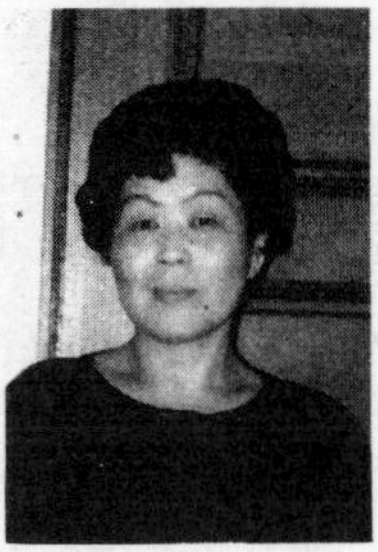

就我個人認為，健康較美容重要。所以我想自己雖然稍嫌胖，只要能有活力的工作即可。

但是在公司健康檢查診斷結果顯示，血壓在一六〇～一〇〇，膽固醇值在二七〇、尿糖為十十……，醫生特別提醒我要立刻接受治療。

我對於這個結果也感到吃驚，因為從未察覺自己體內有這樣的變化。

因為去醫院須要花很長的時間候診，會造成工作上的不便，而且經常需服用大量藥物，我不喜歡藥的副作用，盡量不願服用化學藥品，除了有時有痛苦等自覺症狀外，幾乎不會造成生活上的困擾，於是更加不想吃藥。那時社長告訴我：

「福山女士，你不喜歡藥的味道，可嚐試飲用杜仲茶，聽說能改善血壓和便秘症狀。」

我接受了他的建議，開始實行「杜仲茶減肥法」。因有沒為時間嚐試三日淨化法，所以由杜仲茶和超低卡洛里減肥食品開始。經過二～三日，就能順暢地排出尿液，心情變得愉快，就連上廁所也成為一種樂趣。過了約半個月，長年便秘確實改善許多，每天早上都能在一定時間排便，可能是這個原因，不再因疲勞而感覺頭痛。

我並非為了想擁有苗條身材而減肥，只為了要回復健康才減肥，所以只吃了約一個月的核酸沙拉，早餐、午餐皆未限制，只遵守晚餐食用超低卡洛里減肥食品。

有時也會為了應酬而飲酒，以這種方式維持二個月，瘦了三公斤，三個月後已減輕五公斤。

去醫院複診的結果，血壓是一五〇～九〇，膽固醇值為二一〇，病情順利改善中。

公司同事皆說我變漂亮、苗條，看起來就像瘦了十公斤，實際上我的體重只不過減輕了五公斤，但可能是身體浮腫消失的緣故，臉變得清秀可人，我打算要繼續飲用杜仲茶。

◆◆以體內淨化法治療頑固的便秘，從此不再需要瀉藥◆◆

佐久間文子女士
（福島縣・56歲・無職）
152㎝・54㎏↓53㎏

以年齡來說，我並非肥胖，血壓也正常，但我仍有健康上的煩惱。

我由二十歲開始，就因頑固的便秘而和瀉藥結下不解之緣，雖做了各種食物改善法，如：攝取含多量食物纖維的蔬菜或牛乳，仍無法治療便秘。

我常有二～三日未排便的狀況，因此有頭重的毛病，不但易憂鬱焦慮，也常對他人發脾氣，不僅自己的健康受損，也會給他人添麻煩，每次想解決問題，反而更增加瀉藥用量。

就在此時，在雜誌中看到有關杜仲茶減肥的消息。

我雖不將目標指向減肥，但認為只要能將體內毒素全都排出，就能治療便秘，決定先嘗試三日體內淨化法。

第一天雖消除宿便，但卻沒有產生便意；第二日排出了令我吃驚的大量宿便，不過後來仍有便秘的現象。

三日結束時，我的肚子確實陷下，有愉悅的感覺，但仍未能順暢地排便。不過我尚未絕望，繼續服用杜仲茶和核酸沙拉。

經過了約二十日，宿便變得稍微柔軟，能順暢地將其排出，在廁所不用濕紙巾就能使心情爽快，我由那時起，停止服用瀉藥，能自然排便。不但以往的頭痛症狀消失，臉色也變得紅潤，連周圍的人對於我的改變也大感吃驚。

雖然我的體重只減少一公斤，但杜仲茶確實適合我的體質。因不願再承受便秘的痛苦，準備一生飲用杜仲茶。

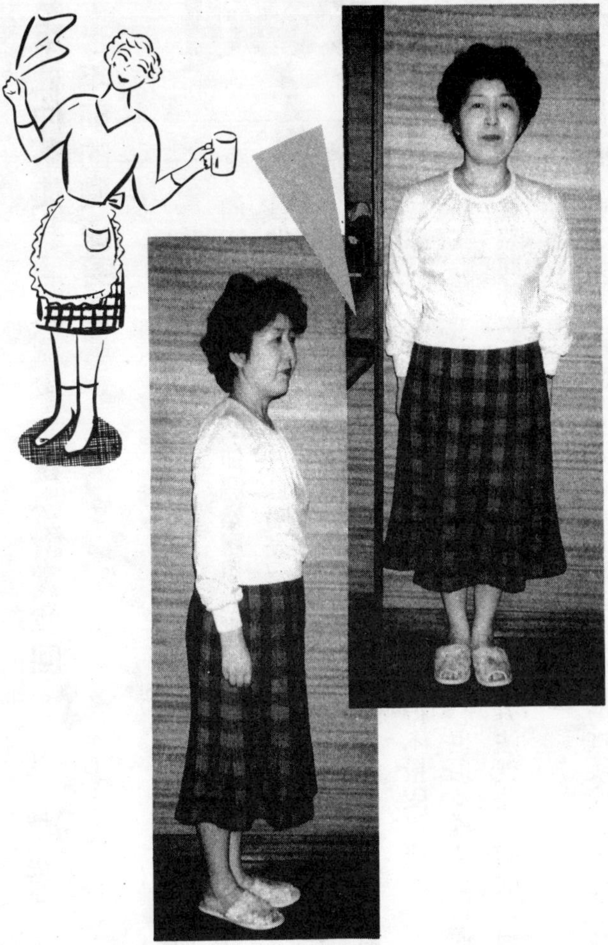

◆◆因飲用杜仲茶使我酒量減少，醫生讚賞我回復了十年前的健康身體◆◆

辻　隆三先生
（56歲・無職）
163cm・72kg↓64kg

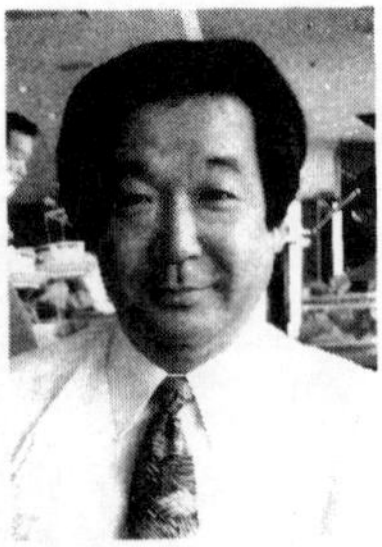

在我認為，中年發胖不是什麼值得在意的事，但我素有血壓高的症狀，雖由十年前即開始服用血壓降低劑，但嗜酒如命的我，每日仍繼續喝酒，平均三日喝完一瓶白酒。

而在公司的定期健康診斷的結果也不理想，還創造了血壓一六五～一〇〇、中性脂肪二八〇的高數值記錄。醫生告訴我若繼續過著這種生活，可能會引起腦溢血，這番話使我感覺到事態嚴重，不得不接受治療。

但是，不論是血壓或中性脂肪，因完全沒有自覺症狀，所以決心也頂多維持三日而已，三日後又回復原來生活。偶然間聽說有關杜仲茶的報導，認為這種方法就連一向缺乏耐心的我也能持續，就這樣開始飲用。

因不適合飲用過量，所以盡量將其調為濃度高當水飲用，不過仍無法戒酒，但自從每日飲用杜仲茶後，酒量自然減少，大概一週一瓶。我想原因可能是以杜仲茶稀釋白酒的含量，所以酒量自然減少，但也變得不似以前那般嗜酒。

因工作關係無法順利減肥，故盡量減少食量。但是，非常有趣的事是我已不嗜酒，同時也不再暴飲暴食，即使如此，仍能產生滿腹感，有這種感覺是在經過約三個月之後。

同事對我說：「辻先生，你最近食量變小了。」

自己想到這件事，也覺得意外。

經過三個月就瘦了二公斤，因只減少了二公斤，所以對減肥並未產生太大信心，但是，此時的我已能順暢排便，身體也變得輕盈許多。所以決定繼續飲用杜仲茶。

六個月後，我成功地減去六公斤體重，之後體重也順利遞減，終於減去八公斤體重，不但褲子因此顯得寬鬆，連上衣也需另購，否則便不合身了。

不單如此，醫生為我複檢時發現血壓已降至一五〇～九〇，肝臟檢查的ＧＯＴ、ＧＰＴ值也呈正常反應，這是我十年來頭一次聽到這種結果。

在以往認為並無大礙的腰痛、肩硬化、頭重等症狀，也因身體逐漸恢復健康而受到正視，我這才了解，以前的自己是非常不健康。食量和酒量減少後，不僅身體變輕盈，就連判斷力、集中力也較以往增強，今後為了健康，一生都要飲用杜仲茶。

辻隆三先生的體內變化資料

項　　　目	1993 1月9日	1993 4月16日
白血球數	4.0	6.1
紅血球數	4.99	4.88
血紅蛋白	16.2	15.6
血球容量計	48.1	47.2
血清總蛋白	6.8	7.2
A／G比	2.02	2.23
GOP	50	23
GPT	49	29
鹼性糖燐酸酯酵素	204	179
ZTT	4.4	5.9
γ-GTP	108	55
LDH	284	262
甘油三酸酯	216	133
總膽固醇	247	154
HDL—膽甾醇	56	47
LDL—膽甾醇	191	107
動脈硬化指數	3.1	2.3
空服時血糖	130	90

第三章

杜仲茶的驚人效果

——揭開中國三千年歷史的杜仲秘密，
尤其對減肥更具奇效

在中國有三千年歷史的「杜仲」

「杜仲」是「杜仲」科一屬的落葉樹，野生於中國南部的特殊植物。

樹高十五公尺，有時也可高達二十公尺，有美麗的圓筒形樹冠，葉為濃綠色。

由植物學的觀點來看，它是非常獨特的樹種。第一：為雌雄異株，花為雄花，雌花則無花瓣或花萼，即所謂裸花。雄花有六～十枝雄蕊，雌花則由子房從包直接突出。果實是堅果，有扁平翼。

中國由三千年前就將「杜仲」的樹皮當作珍貴中藥，在許多漢方生藥中別樹一格。中國有名的《神農本草經》或明代名醫李時珍所著《本草綱目》都曾記載其名。《神農本草經》是將藥物分類為上、中、下三品，「杜仲」是和人參、甘草、地黃同屬上品，為第一級藥物。屬上品的「杜仲」完全無副作用，長期服用也無妨。

有關藥效也記載於《神農本草經》——

「可治療腰酸背痛，補內臟諸機能，補元氣，固筋骨，強化志氣，長期服用能使身體輕

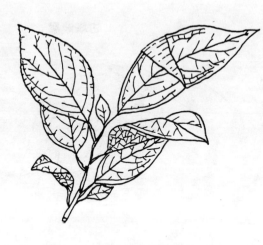

盈不易老化。」《本草綱目》也將其譽為長生不老的秘藥。

「杜仲」藥名稱由來是——

「古代有一名叫『杜仲』的人，每日服用此藥而悟道成仙。」這段故事是李時珍在其著書《本草綱目》中所敍述的。

所謂仙人是指食霞雲，吃艮藥、和美女相愛，飄飄飛空，能活千萬年的求道之人……，這種仙人所吃的艮藥可能就是「杜仲」。

在中國所謂「民以食為天」的想法十分普遍，從嘴巴吃進去的食物可將其視為「製造身體」的根本。

所謂「藥食同源」即指藥物和食物的源泉相同。

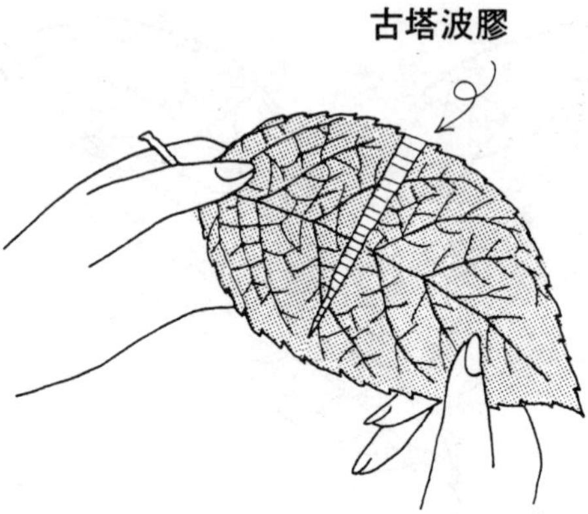

所以杜仲完全無副作用，可似茶水般長期服用，對於改善虛弱體質或維持健康皆有效。可將其視為上等中藥材。

「杜仲」即具備這種條件的秘藥，自古以來皆獲得極高評價。

杜仲葉成分分析

「杜仲」的獨特特徵即含有古塔波膠的膠質。

將「杜仲」的葉、芽、樹皮切斷來看，能發現銀色的絲狀乳液，這就是用肉眼就能看見的古塔波膠物質。

古塔波膠能對酸或鹼類產生耐能，含有一種機能性配糖物成分——Iridoid 配糖物和 dilignan 配糖物。

杜仲的另一特徵為富含微量的鉀、鈣、鎂、鋅、鐵、纖維及各種礦物質，對人體有益。

杜仲葉的藥效分析

自古以來，中國人皆稱幫人看病的醫生為「疾醫」，並將其歸類為二流醫生，而將以食物預先治療的醫生稱為「食醫」，並稱其為名醫。

「杜仲」的好處是「無副作用」、「長期服用能改善虛弱體質」。服用的感覺和普通食物並無不同，能維持或增進健康，是中國醫學的根本思想，所以「杜仲」獲得多數人的讚譽也是必然之事。

但是以上所述皆是有關「杜仲」樹皮的療效，但將葉子部分當作杜仲茶使用，是近年才有的事。

前述所謂「杜仲」是極其珍貴的植物，在地球上完全沒有與其相似的植物。當作藥用的杜仲樹皮，從栽種到能收穫需十七～二十年，一旦收穫到再生前也需好幾年。

但是杜仲葉是在種植後第二年即可採收，之後每年也有收成。但是，中國可謂完全沒有杜仲葉的研究。

因為樹皮有相當程度的藥效，所以葉的部分也有一定藥效，經過難波教授（前述）、高橋教授（前述）等研究，發現它的作用，在此介紹實驗結果：

①具膽固醇、中性脂肪的分解作用

在杜仲茶的成分中，有能由身體消除多餘脂肪的效用，這是日本大學藥學部的高橋周七教授等以動物實驗所發現。

實驗是將因攝取過量膽固醇或脂肪而變為高脂血症的老鼠，在三十五日內，以「杜仲葉」粉末混合高膽固醇飼料餵食，再和未加「杜仲」粉末餵食的老鼠作一比較。

結果吃了「杜仲」葉的老鼠，血清中總脂質含量，較未吃「杜仲」葉的老鼠低約一〇〇mg以上，較接近正常值。

總膽固醇量是未吃杜仲葉老鼠的兩成，中性脂肪量約低七成，而製造細胞膜所需的脂質，則並無差異。由此結果來看，杜仲葉不會破壞正常體內運作，也絕無副作用。

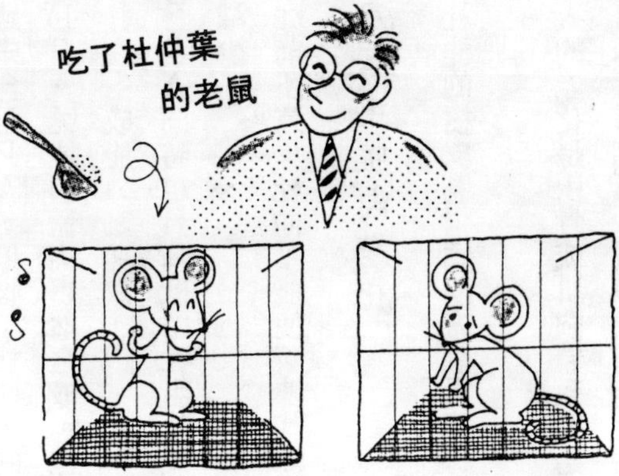

含劣質膽固醇的脂蛋白質是未吃「杜仲葉」老鼠的四分之一，而良質膽固醇則無顯著差異。

脂肪酸有許多種類，是由若干脂肪酸結合所形成的膽固醇或中性脂肪。膽固醇或中性脂肪被分解為個別脂肪酸而能自由活動，在肝臟再度和各種脂質合成。吃了「杜仲葉」的老鼠，在其體內發現自由狀態的脂肪酸會減少。也就是，製造膽固醇或中性脂肪所必要的材料減少。

而且，肝臟中的中性脂肪，也只有未吃「杜仲葉」老鼠的一半。

最近，中性脂肪蓄積在肝臟的病例增加，杜仲葉有預防和改善功效，能將附著在腎臟或生殖器等內臟周圍的脂肪，降低至接近正常值。

吃了「杜仲葉」的老鼠，發現其有效預防增加的血栓（在魚體內含量多），其因富含eicosapentaen酸（ＥＰＡ）的脂質而大受重視。杜仲葉雖未含ＥＰＡ，但吃了杜仲葉的老鼠，ＥＰＡ量會增加二倍。

ＥＰＡ雖能由體內自然合成，但合成速度緩慢，故需由食物中攝取，杜仲茶可能具有提高ＥＰＡ生成能力之功效。

ＥＰＡ同時也具降低中性脂肪或膽固醇的作用，所以攝取杜仲葉必然能使中性脂肪或膽固醇減少。

如前所述，杜仲葉能使新陳代謝活潑化，能藉由能量消耗達到減肥效果。

②防止肌肉老化

杜仲的樹皮為中國漢方珍貴藥材，藥效之一是「固筋骨」，簡言之，即具強化肌肉作用。

人的老化是由骨或肌肉衰微開始，只要能預防衰微，就能防止老化。

日本大學高橋教授等人對「杜仲」葉是否具強化骨質或肌肉作用存疑而作了研究，雖然至今尚未成功，沒有完全發現防止老化的秘密，但看了動物實驗結果後，能發現杜仲葉確實

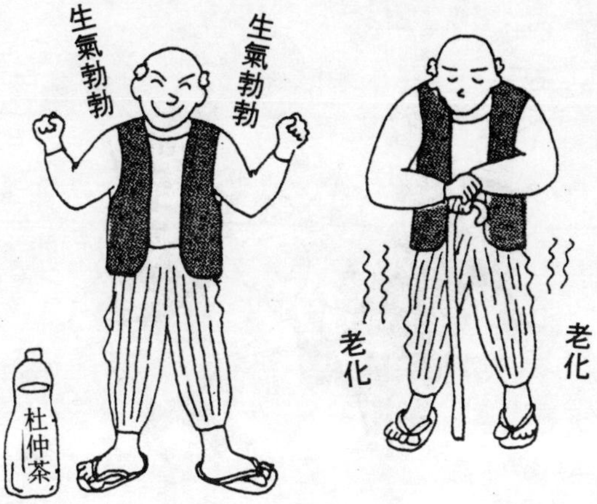

具防止老化功效。

通常養殖鰻魚和飼料雞，味道不如野生鰻魚和土雞，主要原因是運動不足使得肌肉鬆弛，身體虛胖的緣故。

將養殖鰻魚或飼料雞的飼料中，加入杜仲葉粉末，結果比起未吃杜仲葉的雞更高彈力，肌肉發達且收縮力強，即使加熱也能保持肉質細膩。

這種現象是包圍在肌肉本體的肌纖維成分中的一種膠原，會因運動不足而衰微，但杜仲葉具復原功能之緣故。

膠原是身體的蛋白質，是連結多細胞生物（包括人類）的組織中細胞和細胞間的細胞間物質，具構成身體結合組織功用，能形成動物的皮膚或肌肉、骨、齒、牙齦、血管、內臟等重要物質，雖然緩

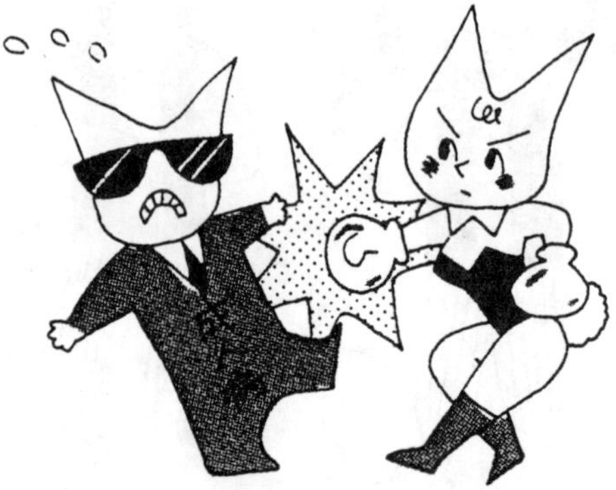

慢，但能不斷持續分解和合成，這種作用會隨年齡增加而衰微。

「杜仲」葉有提升膠原分解、合成能力的作用，也就是可提升膠原、蛋白質的代謝能力，強化一切身體的細胞間物質，保持身體組織年輕化效果。

③預防成人病

皮膚、肌肉、骨、齒、牙齦、血管、內臟等會隨年齡增加而老化，原因在於膠原分解，合成能力減弱。

結果可能會引起皺紋、黑斑、白髮、脫毛、手腳或腰關節痛、蛀牙、牙齦膿漏、高血壓、動脈硬化、腎臟病、痛風等各種成人病。

如前所述，杜仲茶具有提升膠原分解、合成能力的作用，能預防各種成人病。

況且，能降低血液中膽固醇值或中性脂肪值的作用。

由此可知，杜仲葉對於因膽固醇攝取過剩所引起的動脈硬化、心臟病、肥胖等具預防及治療功效，這是無庸置疑的。

④細胞的活性效果

人工養殖鰻魚不如天然鰻魚美味，原因在於運動不足造成肌肉無法收縮之故。

杜仲葉能使肌肉中的膠原活潑，提升膠原的分解、合成能力以防止肌肉老化。

當我們在使用肌肉時，分布於肌肉四周的血管會受到刺激。血液循環即經過心瓣的作用和血管本身的運動，循環被認為是心臟肌肉收縮所造成的血液循環。

這種作用稱為 milking action，實際上，活動肌肉能促進血液循環。

血液循環順暢，表示營養或氧氣能到達細胞各處，同時能回收老廢物。

人可說是因有血有肉而生存，血液是生命的根源，我們所吃的食物都將經過酵素分解，再由血液運至全身。換言之，血液循環不良，對細胞可說是致命的傷害。

給細胞充足的營養和氧氣，並回收老廢物，細胞才能發揮機能，所以要使細胞活性化。才是人們健康的根源。

疾病是一切細胞異常的開始，倘若細胞能保持活力，就能使你保持健康年輕。

杜仲茶被認為是改善體質的良方，能促進細胞活性效果。

⑤增強肌肉作用

杜仲茶的功效在於提升膠原分解、合成能力以及促進蛋白質的合成。

飲用杜仲茶能增加因運動不足所減少的肌肉蛋白質，並增強肌肉。而且為了提升新陳代謝機能，會排泄肌肉中的老廢物，來促進增強肌肉能力。

根據高橋教授的另一實驗結果顯示，攝取「杜仲」的老鼠，肌肉會比一般老鼠發達，蛋白質的合成能力也提高約二成左右。

給養殖鰻魚食用杜仲葉後，再將其用炭火燒烤，以電子顯微鏡檢查它的肌肉橫斷面，會發現肌肉纖維間的蛋白質沒有變性，纖維也沒有凝固。

但是，沒有攝取「杜仲」葉的鰻魚，不但蛋白質會改變性質，纖維也將分散凝固，這個

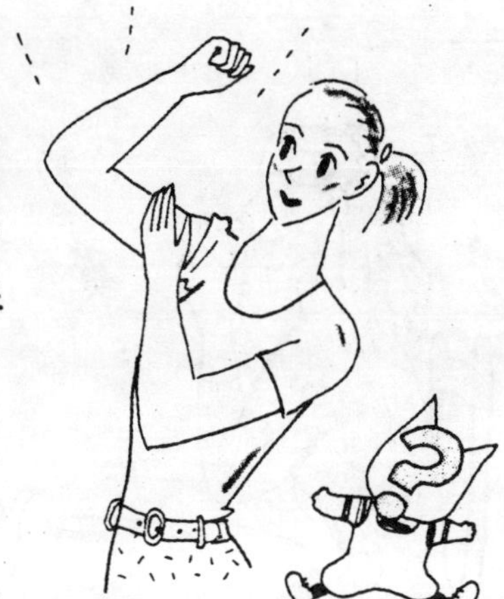

實驗結果顯示，飲用杜仲茶的鰻魚，雖沒有運動，也能獲得和實際運動之相同效果。

尤其對於缺乏運動的現代人而言，多數造成肥胖的原因皆為運動不足，飲用杜仲茶能獲得和運動相同的功效，同時亦能增強肌肉。

此外，促進蛋白質的合成能力是創造強健身體所不可或缺之要件。製造細胞中的遺傳因子為核酸，但製造細胞自身的則為蛋白質。倘若蛋白質不足，不論核酸補給多麼充裕，細胞也無法進行分裂。肌肉是支持人站立行走所必要的組織，同時也是支持內臟諸器官不可或缺的要件。增強肌肉也能增進內臟諸器官功能。

杜仲茶不但能使肌肉新生，同時也能增加其功能，對於運動不足的肥胖者而言，可說是一大福音。

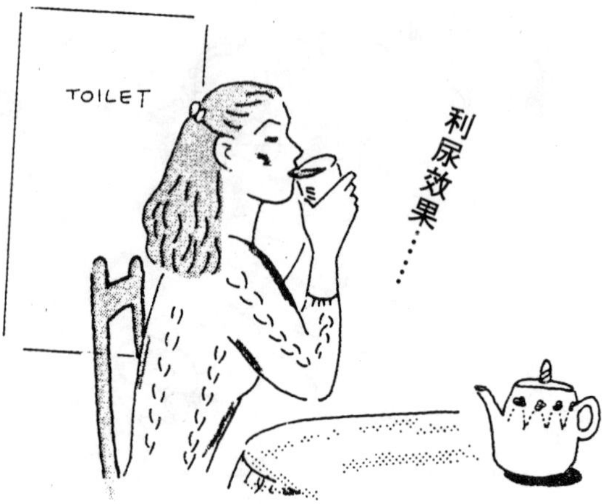

⑥利尿效果和降血壓作用

這個實驗是富山醫藥科大學的難波恒雄教授等所研究的，針對栽培在長野縣的「杜仲葉」而發展出來的。

實驗是在一公斤的乾燥葉中，加入十公升的蒸餾水，以一〇〇度的沸水煮三小時後抽出，再將抽出液過濾、濃縮、乾燥後，所獲得的水抽出成分再以蒸餾水或生理食鹽水溶化後給兔子食用，檢查其是否有藥效。

結果發現，杜仲茶有驚人的利尿作用。

「杜仲」葉中的哪一個成分能發揮作用至今不明，據推測可能為含在葉裡的 Iridoid 配糖體或 dilignan 配糖體的物質能發揮作用，這種作用可能是

「杜仲」葉中的特殊成分——古塔波膠所造成。

飲用杜仲茶的原理和此實驗相同，將「杜仲」葉的水抽出成分溶解於蒸餾水中所獲得的結果，也是飲用杜仲茶人士所期待的。

此外，在老鼠的實驗中得知，杜仲葉有「暫時性降血壓作用」。

⑦提升排泄機能

此效果是由難波教授等的實驗中所發現的。

此實驗是先將老鼠以人工方式製造為衰弱且有腹瀉情況，再給老鼠食用「杜仲」葉的水抽出物，觀察其病狀或臟器的變化。

實驗結果顯示，吃了「杜仲」葉抽出物的老鼠與未食用的老鼠相較後發現，不但食量和體重均增加，且能快速改善腹瀉或粘血便，血液中的紅血球及血素量也增加，造血機能復原。

同時，肝臟、睪丸、腎上腺等的重量也明顯增加，肝臟的糖代謝機能、肝臟和大小腸的排泄及消化吸收機能、身體免疫機能均得到改善。

⑧強化內臟作用

富山醫科藥科大學實驗發現，吃了「杜仲」葉水抽出物的老鼠，肝臟、睪丸，腎上腺、小腸、胸腺的重量均有所增加。

肝臟和小腸消化吸收代謝、胸腺和免疫機能、睪丸及腎上腺和生殖皆息息相關，所以重量增加即表示「杜仲」葉有滋養強壯作用。

看過臟器組織的變化後發現，肝臟有極大的變化。吃了「杜仲」葉水抽出物的老鼠，肝臟細胞內的肝糖量和小型細胞增加，能有效回復肝功能。

除此之外，瀉藥所造成的腹瀉症狀在大腸粘膜保護下的杯細胞增加，但是食用杜仲葉水抽出物的老鼠，杯細胞數目減少，腸的纖毛長度也增加，由大腸、小腸的組織變化也改善了消化吸收機能。

第四章

使細胞年輕化的核酸食品

——「雖變瘦卻產生皺紋」、「失去活力……」，能防止減肥副作用的核酸食品之驚人功效

人體由細胞所構成

人體由細胞構成，即使看似光滑的皮膚、細長的神經皆為細胞集合體。構成身體的細胞為體細胞，據估計總數有六十兆個。

更有趣的是六十兆個細胞，個別因臟器組織而有不同形狀，性質也各異。譬如：腦神經纖維細胞是絲狀細胞、肌肉細胞為四角形。

換言之，細胞的形狀和性質，依其作用不同而各異，因這種作用或性質集合的緣故，才能完成此臟器或器官的任務。

譬如說，將心臟細胞取出做培養，它就會像心臟鼓動般跳動。倘若單一心臟細胞取出培養，就不會有任何活動，但到達一定數目後，就會開始活動。

由生物學的觀點來看，這是由於遺傳因子複製作用所造成，實行新陳代謝作用。也就是，構成身體的六十兆個細胞，每一個都是生物。

因為是生物，當然會有壽命，並和其他生物一樣，壽命終了就會死亡，體內細胞漸漸減

細胞的一生

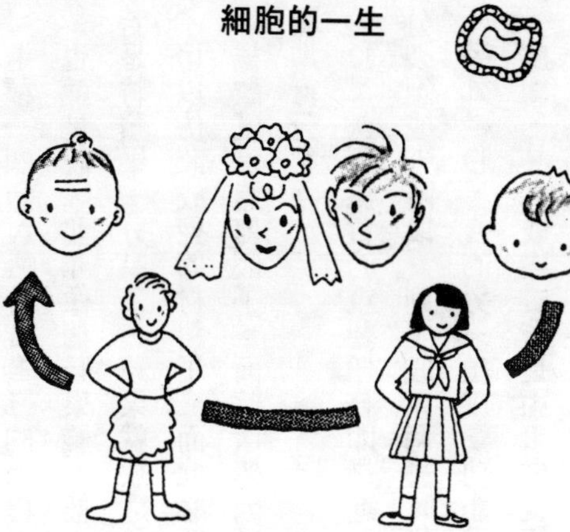

少，最後一切細胞都將死亡，人的生命也隨之結束。但是，在人體內的細胞雖會死亡，卻又會自然產生新細胞來填補死亡細胞的空間。

誕生的細胞是周圍最有活力的細胞分裂，此細胞將佔有這個空間，成為新細胞。

因此，細胞數不會減少，而是經常保持定量，但也有所謂神經膠質細胞，終其一生不會死亡，也不會分裂，此細胞即為腦細胞和心肌細胞。

此二種細胞若完全停止運作，就會死亡。

細胞分裂所必要的核酸

細胞是由細胞膜、細胞質和約占細胞四分之一的細胞核所構成，存在於細胞核中的物質為遺傳因子，亦即ＤＮＡ。

細胞在分裂後會一分為二，而ＤＮＡ也會變成二個。

這種一個ＤＮＡ分裂為二的過程，稱為細胞分裂，這二個ＤＮＡ有完全同樣的資訊。

也就是說，並非像切蘋果般，把一個蘋果分為兩半，而是重新複製一個一樣完整的蘋果。若是將蘋果一分為二，蘋果就缺乏其完整性，當我們要再製造一個完全相同的蘋果，就缺少了可以仿照成型的材料了。而此必要材料即為核酸。

核酸就是遺傳因子。而此遺傳因子即藉著核酸的根本性質ＤＮＡ的指令來運作使ＲＮＡ反覆進行分裂。

ＤＮＡ所擔負的重要任務即是進行細胞分裂。藉著卵子與精子所生成的最初細胞開始反覆分裂至成人階段。到了成人個體時也因為要補充老化死去的細胞而持續進行分裂。

另外，ＤＮＡ的另一項重要功能是擔任構成人體的蛋白質製造之功能。不管是血管、血液、皮膚，其構成物質皆是由蛋白質組成的。而事實上ＤＮＡ即是合成蛋白質之物質，此時雖然是借助ＲＮＡ的幫助，但實際傳達指令者仍為ＤＮＡ。

此意即為如果ＤＮＡ運作十分旺盛，就會產生朝氣蓬勃的細胞。但是若要複製這種細胞，缺乏核酸就行不通了。

隨著年齡開始減少的核酸

我們人體細胞完全形成大約在三十歲左右，但是腦神經纖維細胞的增殖仍然持續著，直到四十歲左右才完全形成。

也就是說細胞全部形成約是在三十～四十歲的這段時間裡。完成後的細胞會隨著老化，一天約七萬億個死亡。但是又會製造出同量新的細胞出來。所以，製造細胞的必要成份核酸的補充若能順暢進行，就不會造成材料不足的情況出現。

核酸是在成長期前於體內合成，到成人以前，核酸皆能充分合成。

核酸究竟在何處合成呢？答案至今仍衆說紛紜。

有人認為肝臟合成低分子核酸，到了各細胞之後，才變成高分子核酸。

另一種說法則是說，棲息在腸內的兩叉桿菌供給核酸所需。

總言之，人在二十歲之前，核酸合成能力旺盛，但過了二十歲，會逐漸衰微，到了三十

～四十歲，合成能力就會開始減少。

為了彌補核酸減少量，需由體外補給，倘若無法補給，製造DNA仿造物的能力也會減弱，且無法充分進行細胞分裂，新細胞數目會呈現不足狀態。

此現象即為細胞老化之始。

細胞老化會引起人體老化現象，除了皮膚產生皺紋和黑斑、白髮、肌肉降低等表面性老化之外，也會產生變形細胞、異常細胞，倘若體內無法淘汰這種細胞而任其增殖就會產生病變，其中之一即為癌症。

假使具備足量核酸，理論上來說能防止老化，使你常保年輕。

核酸和減肥間的關係

如前所述，核酸本身並無直接減肥效果，那麼，何以核酸食品能帶來減肥功效呢？這是個值得深思的問題。

由現代營養學中可得知，人體三大營養素是糖分、脂肪和蛋白質。

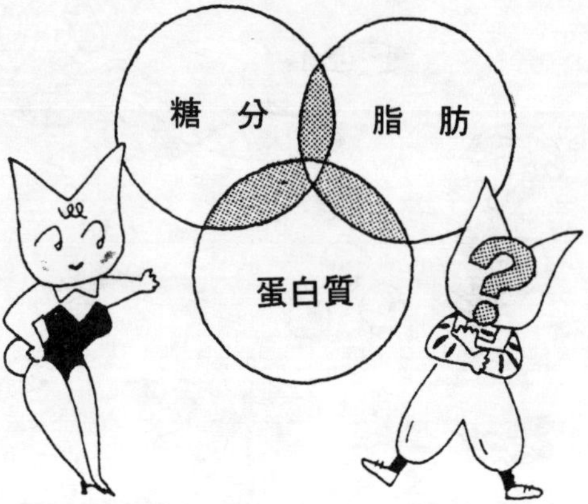

但是，倘若做了消化器官切除手術，即使補給人工營養，有時也會發生免疫不全等現象。

發生免疫不全的原因為何呢？這個問題至今研究尚未有何進展，但就現代營養學的觀點來看，可能具備某種缺點。

糖分和脂肪進入體內轉變為能源，因此不論你攝取哪一種糖分或脂肪，都能補充能源。

蛋白質是構成人體的重要物質，進入體內後變成必須胺基酸，經過RNA作用後，即合成為人體必要蛋白質。

所以，不僅要攝取現代營養學所謂的三大營養素，也要同時攝取維他命、礦物質及核酸，才算是理想的食物攝取之道。

在飲食習慣中加入核酸食品，才能使新陳代謝

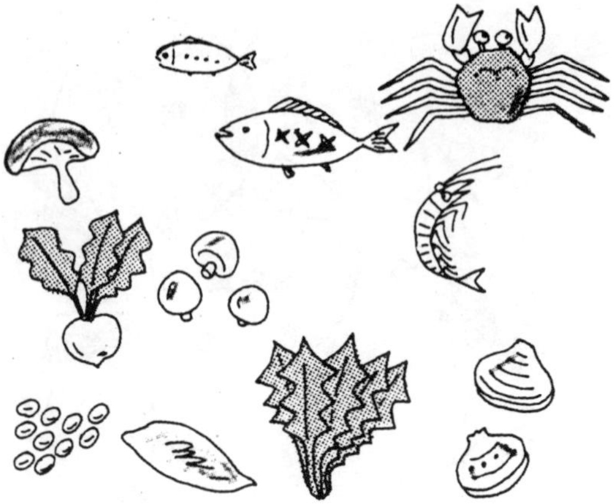

活潑化，細胞分裂正常進行，才能有效解決老化問題及因老化所引發的疾病和肥胖症狀。

何種食物中含有核酸

任何生物的細胞中均含核酸，我們每日均能由食物中攝取核酸。

一切生物均含核酸，但有含量多寡的分別。

低核酸食品的代表是蛋和牛乳，含量趨近零。但是，雞和牛均含有多量DNA。

原因在於雞蛋只是雞的一個巨大細胞，所以核酸含量也只佔一個細胞的量，而牛乳只是牛的分泌物，並非細胞，自然不含核酸。

由此可知，只有細胞含核酸。

所以，若要有效率地攝取核酸，需食用含高核酸的食品，在此即略為介紹：

首先是貝類。特別是鰮魚、鮭魚、蝦、螃蟹、文蚵等核酸含量特多，其他魚貝類亦可視為高核酸食品。其次是豆類、肝臟。而在蔬菜方面，則有香菇、蕪菁、洋菇、菠菜等，均為高核酸食品。

促進核酸作用之要點

核酸食品原是美國的B・S・法蘭克博士所提倡，故完全配合美國人的飲食習慣。為了使核酸食品更具效果，以下列出日本人在使用核酸食品之注意事項：

●減　鹽

首先需注意的是減少鹽份。

衆所皆知，鹽分攝取過量會使血壓上升，含在食鹽中的鈉會使血管收縮，使血壓升高，導致高血壓。

199～100		99～50	49～0
鮭魚（182）	若鷺（147）	燒竹輪（77）	鹼鮭魚子（28）
鯛（196）	鰻魚（144）	魚板（77）	乾青魚子（35）
青花魚（182）	雷魚（151）	魚丸海帶（53）	燒魚板（46）
鰤（182）	松葉蟹（165）		魚肉香腸（35）
鱸（179）	文蛤（168）		炸魚肉餅（35）
鮶（186）	鮪魚罐頭（175）		鮭魚罐頭（26）
鯉魚（158）	魚丸（109）		
比目魚（172）			
豬／肩五花肉（140）	牛／脛肉（161）	燻製香腸（98）	
肩里肌肉（147）	舌（133）	維也納香腸（70）	
脛（165）	雞／腿肉（189）	法蘭克福香腸（77）	
五花肉（116）	皮（196）	培根（95）	
里肌（182）	牛臀肉（140）		
里肌肉（140）	鯨／瘦肉（175）		
腿肉（179）	尾肉（133）		
牛／肩里肌肉（133）	無骨洋火腿肉（112）		
肩五花肉（116）	義大利香腸（179）		
肋骨肉（109）	鹼牛肉（109）		
里肌（147）	肝醬（126）		
腿肉（165）			

食品的核酸含有量（100g中／mg）

	1500～500	499～400	399～300	299～200	
魚貝類	鰛魚罐頭（590） 柴魚片（746） 小魚干（1187）	鰛魚魚干（466）	鰹（315） 明蝦（301） 草蝦（392） 糠蝦（375） 竹筴魚干（382） 秋刀魚干（326）	鰛魚（280） 鮪魚（235） 鰆魚（221） 鯑（210） 飛魚（217） 虹鱒（228） 比目魚（284） 鯡魚（200） 竹筴魚（210） 香魚（203）	秋刀魚（238） 泥鰍（214） 鹼鱈魚子（200） 柔魚（280） 槍鰂（248） 章魚（200） 青蝦（228） 堪察加擬石蟹（221） 蛤仔（235） 牡蠣（284）
肉類	雞肝（518）	豬肝（431）	牛肝（357）	雞翅膀（210） 雞胸肉（231） 雞肫（228）	

核酸含有量是將食品100公克中所含「嘌呤體」量的3.5倍。「嘌呤體」的數值是按照四訂食品成分表（女子營養大學出版部）、三訂補日本食品成分表（醫齒藥出版株式會社）

199～100	99～50	49～0
	菠菜（95） 花椰菜（98） 金針菇（88） 洋菇（63） 新鮮香菇（98）	朴蕈（49） 高麗菜（21） 蕪菁（39） 蘆筍（28） 青椒（14） 胡蘿蔔（11）
紅豆（133） 納豆（186） 白味噌（140）	扁豆（60） 豌豆（63） 毛豆（95） 豌豆仁（98） 豆腐（53）	豆乳（35） 醬油（28）
蕎麥粉（133）	糙米（63） 胚芽米（60） 大麥（77）	精白米（46） 低筋麵粉（32） 中筋麵粉（42） 高筋麵粉（46）
		加工乾酪（11） 牛乳（0） 雞蛋（0）

食品的核酸含有量（100g中／mg）

	1500～500	499～400	399～300	299～200
蔬菜類	乾燥香菇（634）			傘菌（249）
豆類	黃豆粉（1358）	斑豆（485） 莢狀豆（484）	豇豆（306）	大豆（294） 凍豆腐（287） 紅味噌（214）
穀類				
其他				

核酸含有量是將食品100公克中所含「嘌呤體」量的3.5倍。「嘌呤體」的數值是按照四訂食品成分表（女子營養大學出版部）、三訂補日本食品成分表（醫齒藥出版株式會社）

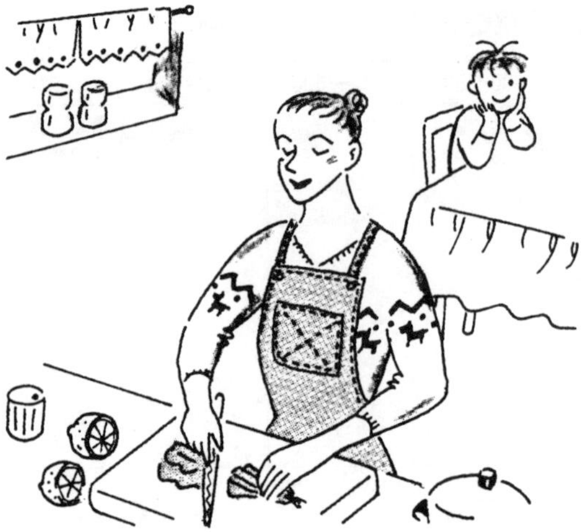

高血壓會引起動脈硬化、腦中風、心臟病等疾病，事實上，多數成人病患者皆患有高血壓。

那麼，一日該攝取多少鹽分呢？應以一日八克為指標。

因鹽分攝取過量而罹患高血壓者，若以上述指標減鹽的話，就能回復正常血壓。

若想無損味覺享受，又欲實行減鹽計畫者，可採取下列方法：

①使用薄鹽醬油、薄鹽味精，這些調味品只含一般醬油、味精約半量鹽分，卻能同樣美味。

②活用醋和檸檬。舉例來說，在烹調鹹竹筴魚時，以醋或檸檬調味，即使鹹竹筴魚味道淡，亦覺可口。當然也可利用醋沙拉醬或淋檸檬汁等方式烹調魚類食品，可獲意外效果。

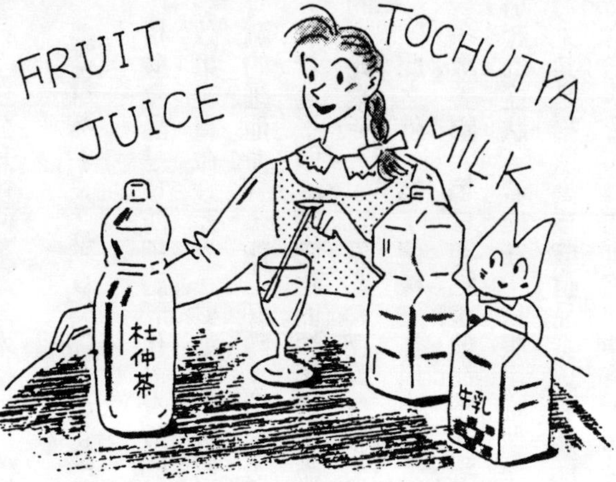

③使用香辛料。以前，香辛料被認為有害人體，尤其腎臟病患更禁止食用香辛料。但是，現在為了彌補腎臟病患禁鹽的缺點，可在普通食品上添加香辛料，此法較使用食鹽為佳。

須特別注意避免鹽分攝取過量。

否則，即使核酸食品具絕大功效，也會被過量的鹽分所抵消，同樣會引起高血壓和動脈硬化。

●攝取足量水份

第二點須注意的是水分的攝取量。

為了使核酸食品發揮最大功效，須確實遵守以下原則：

- 每日飲用一～二公升杜仲茶。
- 每日飲用一杯水果汁或蔬菜汁。

・每日飲用一杯以上的牛乳。

一～二公升杜仲茶是基本指標，飲用過量也無妨。

●攝取充分維他命及礦物質

核酸食品是預防細胞老化最有效的飲食法，但是由於構成身體各部分的細胞質不同，故出現效果也有微妙差異。譬如說：針對皮膚問題，在使用核酸食品的同時，須攝取和皮膚代謝有關的維他命A，如：肝臟、菠菜等食品則更具效果。

倘若為了頭髮的老化而煩惱者，應以攝取含多量蛋白質的核酸食品（因蛋白質為構成頭髮的主元素），如鰛魚或大豆等食品。

除此之外，為了使核酸作用更具效果，要和維他命劑及杜仲茶一起搭配使用。

多數美國人每日均吃維他命劑。現在日本的飲食習慣易患腳氣病或壞血病等因缺乏維他命引起的症狀，若能在平日服用維他命，就可幫助營養素或酵素作用，所以應盡量攝取。

尤其是攝取高核酸食品者，若能配合維他命使用，則更具效果。

含維他命和礦物質的杜仲茶，配合核酸食品，可產生相乘效果。

第五章

杜仲茶＋α減肥的實際行動1

——能去宿便、迅速減輕體重的三日體內淨化法

三日體內淨化法——針對實胖者、有宿便者及想在短期之內迅速減肥者所開發的妙方

三日體內淨化法可說是實胖者，有宿便者及短期內想快速減肥者的一大福音。

肥胖多是由於自身長期間飲食或生活習慣不良所導致，照理說應花一段時間才能回復標準體重。但有時可能無法有充裕時間減肥。

近來，肥胖者常面臨求職困難，而且在相親或約會時，都希望能有玲瓏的身材。想想如果幾年不見的學生時代朋友對你說：

「你發胖了」，那時的心情會如何難受。

有人說：「因要和初戀情人見面，所以想變漂亮。」

這些想法，均會成為欲快速減肥的動機。

這種情形，可採取三日體內淨化法來淨化體內以快速減肥。總言之，先消除體內多餘水份和宿便。

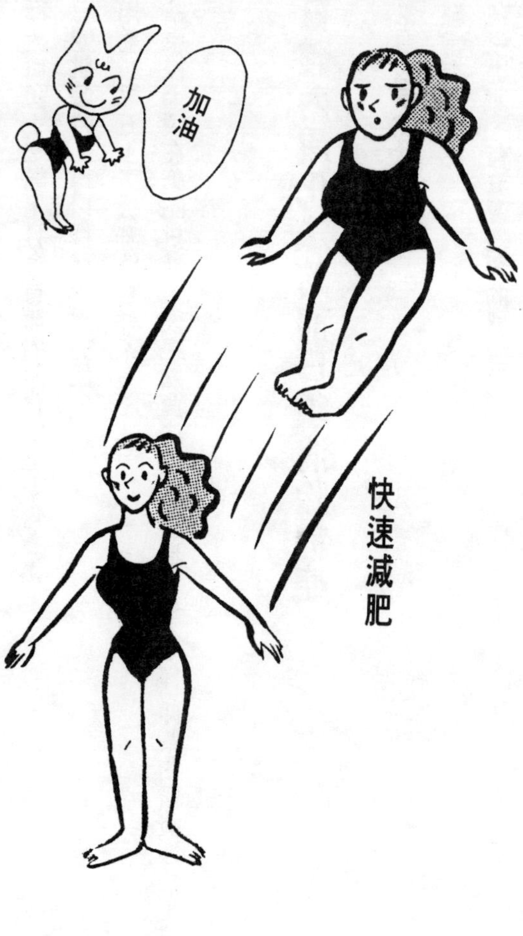
加油
快速減肥

此法需在減肥前日，以消除宿便的食品為晚餐。

在「體內淨化法」的三日期間，不可吃任何普通食物，一日三餐均須食用核酸沙拉。核酸沙拉有三種，可防止吃膩，且含有體內淨化所必要營養素。

在無法忍受飢餓時，可以核酸水果充飢。

一日飲用約一點五～二公升的杜仲茶。

三日法結束後，須在第四日進入後序飲食法，第五章將進入「杜仲茶和核酸沙拉正式法」。

實行三日體內淨化法的前日須消除宿便

肥胖者常有以下症狀——

「腹部經常有膨脹感。」

「無法順暢排便，有糞便殘留的感覺。」

「手腳易浮腫。」

這種症狀和便秘不同，表示有宿便附著在腸壁。

這樣一來，不單是便秘者，即使每日排便，都無法感覺肚子有清爽感。

有宿便者，腸內不良細菌活躍，會引起異常醱酵並產生各種毒素，毒素被吸收後會使肝臟功能降低，新陳代謝遲鈍、基礎代謝量降低。

同時，核酸的材料提供來源——兩叉桿菌也會被這些細菌阻礙，使細胞新陳代謝衰微。腸內的兩叉桿菌在成長期活躍，但隨著年齡增長，會變成威爾士菌等的食物，數量漸漸減少。所以過了二十歲，核酸補給會減少，此為原因之一。

所以，首先須盡快消除宿便，消除宿便有以下方法：

①在晚上七點空腹時，將兩叉桿菌、酵素、乳糖等消除宿便的食品，加在二〇〇CC的水中混合食用，注意須在空腹時飲用。

②飲用後，再慢慢喝下三杯杜仲茶，然後不再進食，但仍可飲用杜仲茶。

③經過二～三小時後，肚子會咕嚕叫，同時會放屁和排便，所排出的宿便是液狀，且會和肚子裡的氣體一同排出。

但是，這種排便作用乃因人而異，有些人在服用當日即可排出宿便，但倘若是便秘者，有時也會有二、三日後仍無法排便的情形發生。這類型的人，可同時服用氫氧化鎂來促進排便。

嚴重便秘者有時會排出類似魚類腐敗般黑色泥狀物，此為正常現象，無須擔心。

需為身體大掃除感到欣喜。

三日體內淨化法的計畫表

在去宿便，將腸內掃除乾淨後，就能提高新陳代謝，此時要利用這種狀態開始減肥。

在實行三日體內淨化法期間，不要吃普通食物，只是食用核酸沙拉，核酸沙拉有三種，可依個人喜好選擇，一日吃早、午、晚三回。

同時須配合飲用約二公升杜仲茶，可分數次飲用。

在飢餓時，可以核酸水果充飢。

但是在吃核酸水果前，一定要飲用杜仲茶。只喝杜仲茶也能漸漸減少空腹感。

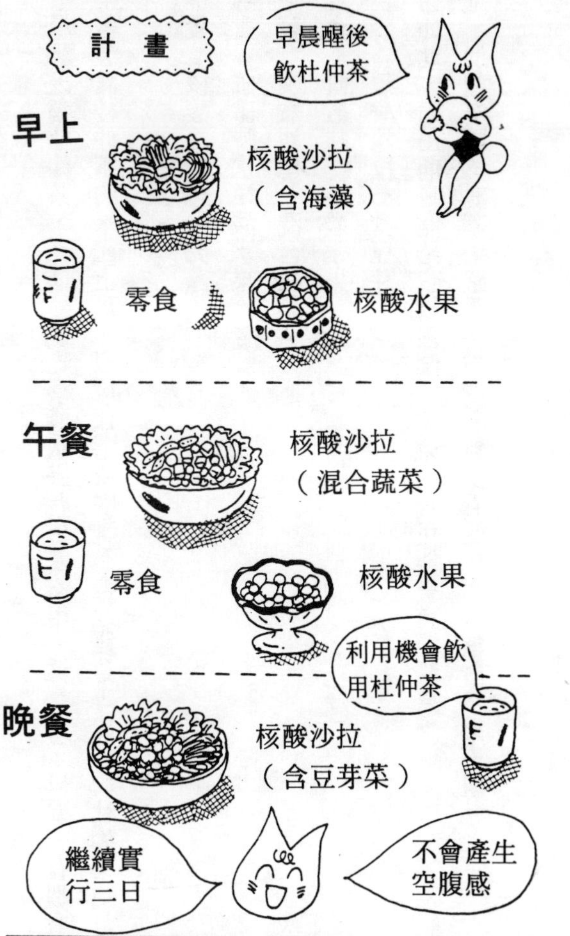
計　畫
早晨醒後
飲杜仲茶
早上
核酸沙拉
（含海藻）
零食
核酸水果
午餐
核酸沙拉
（混合蔬菜）
零食
核酸水果
利用機會飲
用杜仲茶
晚餐
核酸沙拉
（含豆芽菜）
繼續實
行三日
不會產生
空腹感

第一日～第三日

①早晨醒後喝杜仲茶，在進餐或吃核酸水果時也要飲用，總言之，只要一有機會就飲杜仲茶。帶著裝滿杜仲茶的水壺上班，以取代茶或咖啡（含連錢草等成分的杜仲茶更具效果）。

＊早餐　核酸沙拉（含海藻）
零食　飢餓時吃核酸水果
＊午餐　核酸沙拉（混合蔬菜）
零食　飢餓時吃核酸水果
＊晚餐　核酸沙拉（含豆芽菜）

非僅如此，須由前日開始食物限制，故第一日可能會有空腹感。
但是，這種空腹感並不太嚴重，但倘若無法忍受，可以核酸水果充飢。

核酸沙拉
核酸水果
核酸食品
的製作法

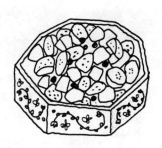

核酸沙拉（含海藻）

〈材料4人份〉

柴魚片　一小匙
新鮮香菇　二朵
海藻沙拉（泡軟）　一杯
木綿豆腐　一塊
洋蔥　中的½
胡蘿蔔　中的¼條
生菜　四片
醋沙拉醬加辣椒

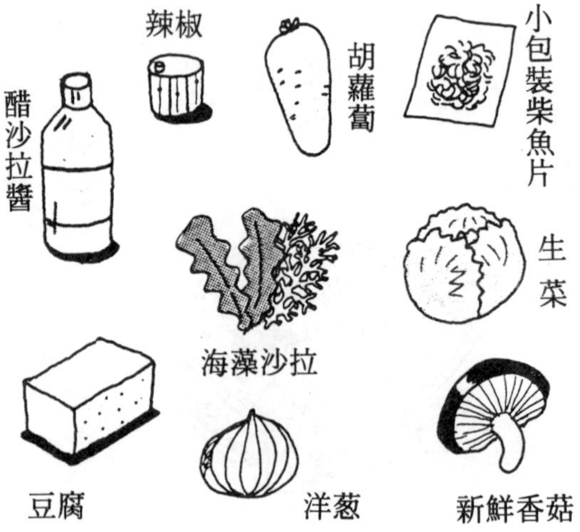
小包裝柴魚片
胡蘿蔔
辣椒
醋沙拉醬
生菜
海藻沙拉
豆腐
洋蔥
新鮮香菇

作　法

①將生菜洗淨

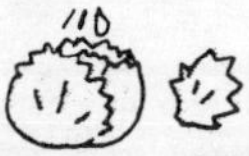

②海藻用水泡軟後，切成適當大小

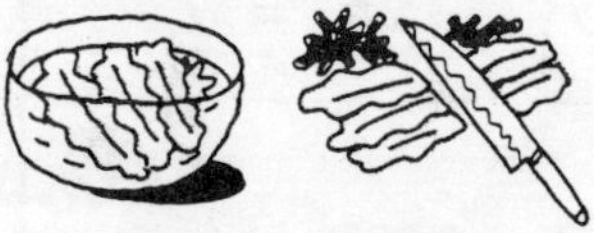

③豆腐用布包著，夾在菜板間以瀝乾水分，
將其切成約三公分的正方形。

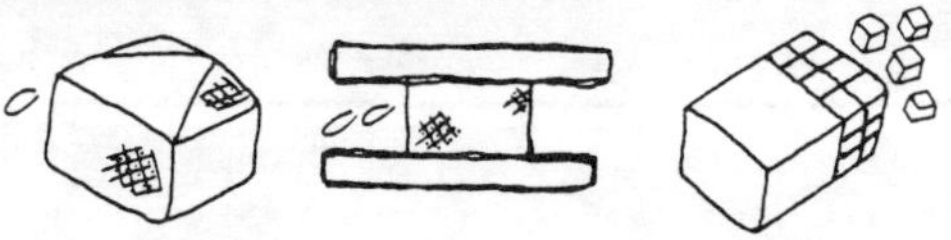

④胡蘿蔔切段後水煮。

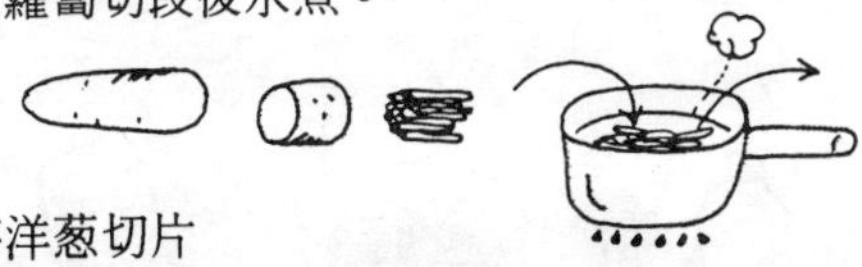

⑤將洋蔥切片
浸在冷水中

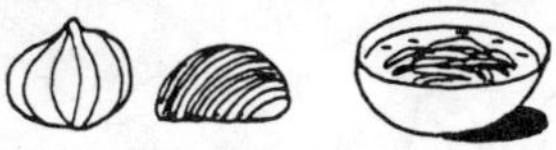

⑥將新鮮香菇切塊後水煮。

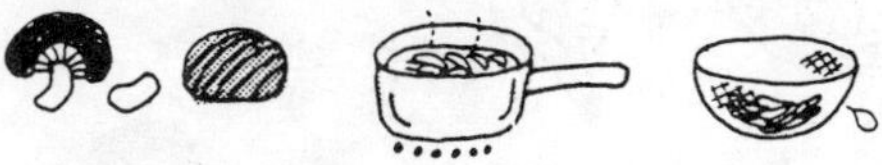

⑦把材料放置於舖有生菜的盤中，淋上
醋沙拉醬後，於其上放置柴魚片。

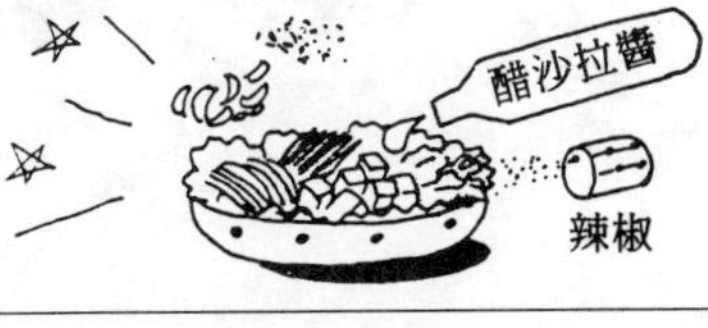

核酸沙拉（含豆芽菜）

〈材料4人份〉
沙丁魚（罐頭）⅓瓶
生菜　四片
新鮮香菇　二朵
羊栖菜（泡軟）　½杯
菠菜　一把
豆芽菜　一包
市售磨碎芝麻　一大匙
山葵　少量
食用醋　四大匙

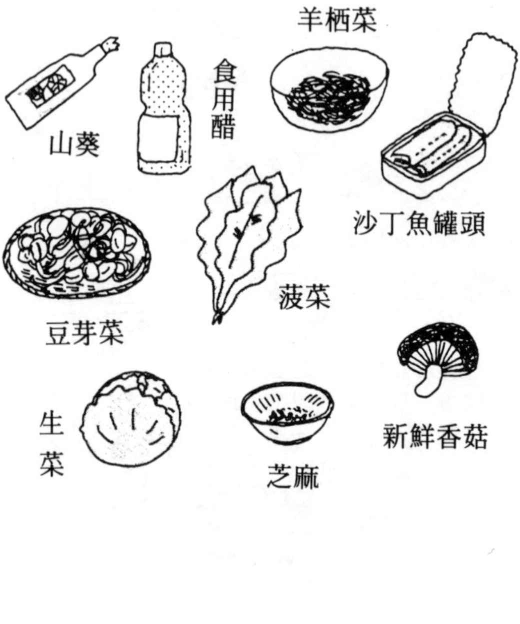

作　法

①將新鮮香菇切絲備用。

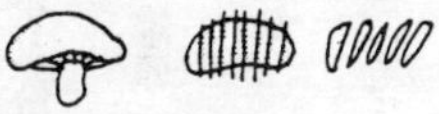

②生菜洗淨後摘片。

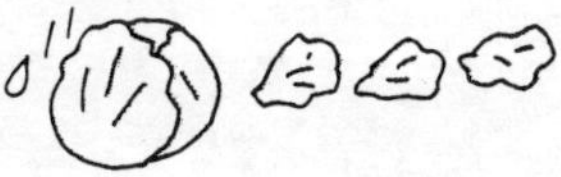

③將菠菜水煮後切成五公分長（可用微波爐）。

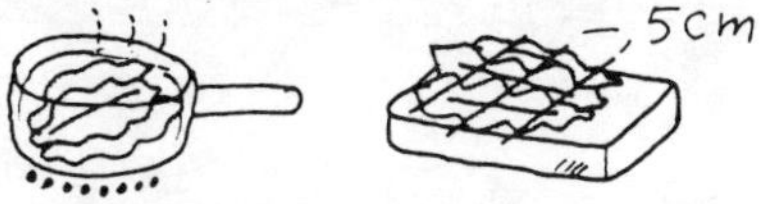

④豆芽菜水煮後備用。

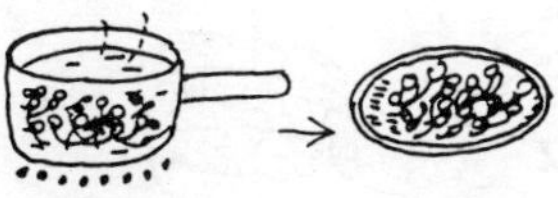

⑤將沙丁魚切成適當大小。

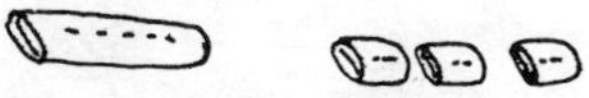

⑥羊栖菜泡軟後放置。

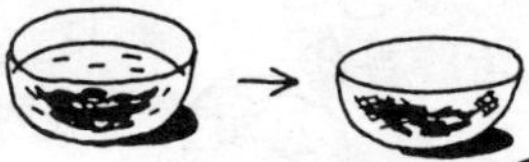

⑦將材料混合。

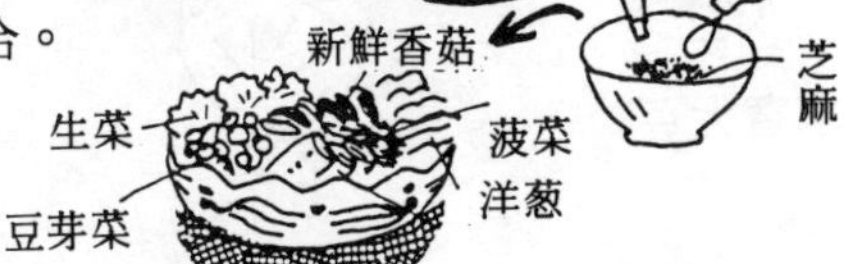

核酸沙拉（混合蔬菜）

〈材料4人份〉

沙丁魚（罐頭）⅓罐
生菜　四朵
新鮮香菇　二朵
水煮大豆　一杯
混合蔬菜　一杯
⅓沙拉醬　四大匙

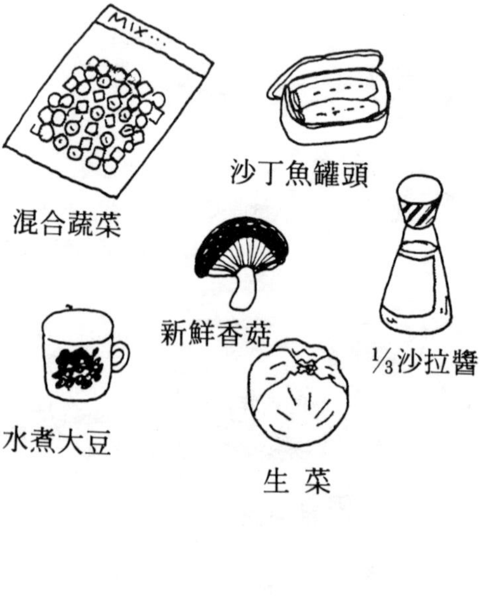

MIX…
沙丁魚罐頭
混合蔬菜
新鮮香菇
⅓沙拉醬
水煮大豆
生菜

作　法

①生菜洗淨後備用，新鮮香菇切薄片。

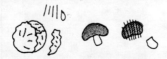

②將冷凍混合蔬菜以微波爐解凍。

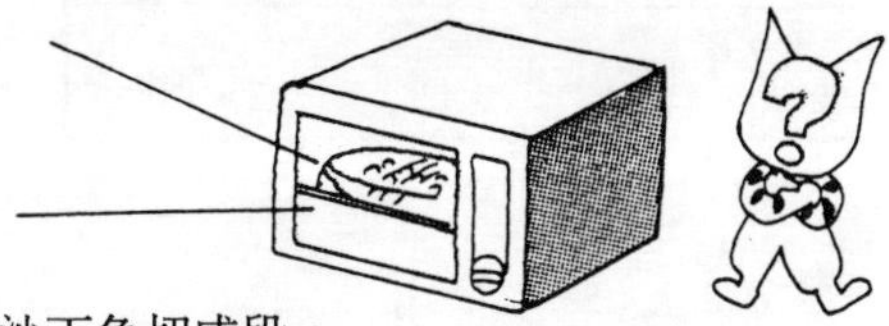

③將沙丁魚切成段。

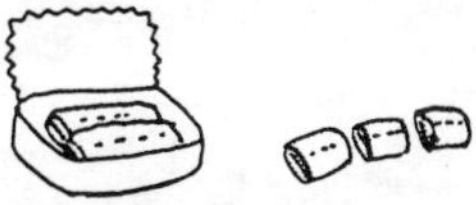

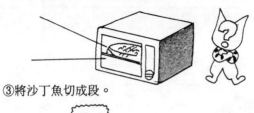

④使用罐頭水煮大豆。

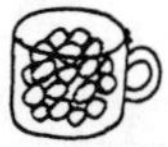

⑤將所有材料混合後，用沙拉醬調拌。

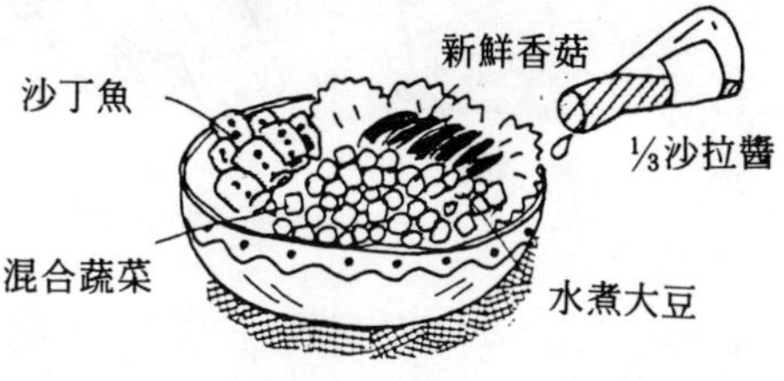

核酸水果

〈材料4人份〉

A
- 果糖
- 黃豆粉　一大匙

B
- 洋菜（乾燥）　二條
- 蘋果（大）　½個
- 香蕉　一條
- 草莓　五個
- 松果　半大匙

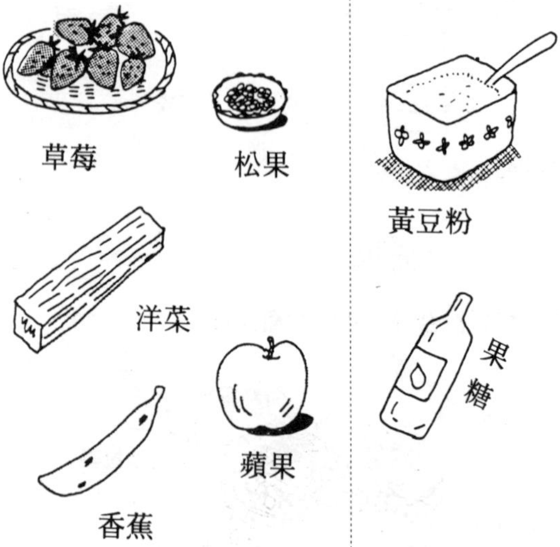

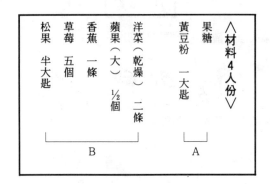

作　法

①洋菜用水泡軟後折成小段，將其與二杯水同放入鍋中以小火煮，充分攪拌至其完全融化為止。

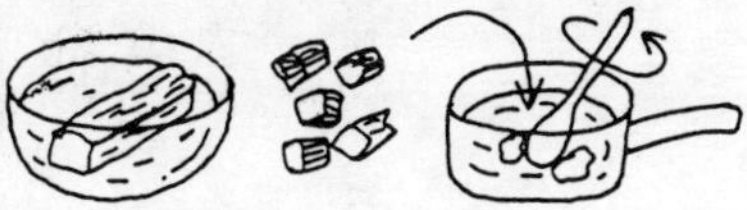

②倒進模型，冷卻後放入冰箱。

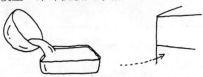

③待其凝固後切成約1.5cm的丁狀。

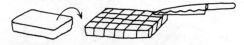

④水果去皮後，切成適當大小。

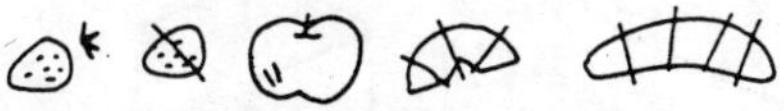

⑤將Ａ和Ｂ充分混合後盛放容器中。

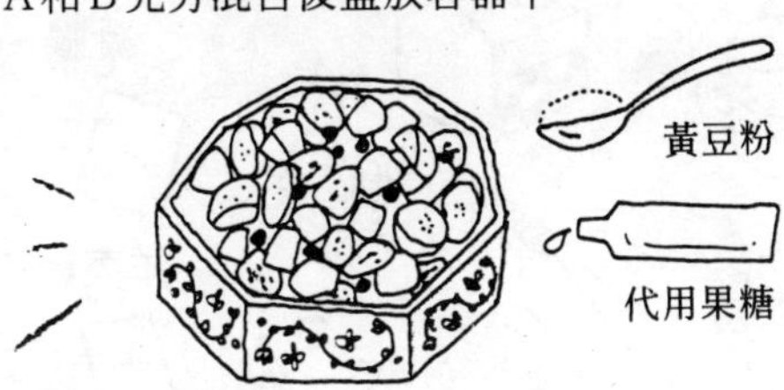

※可用凝膠代替洋菜

豆腐蛋糕

〈材料4人份〉

小酥餅 一盒

沙拉油 二大匙

豆腐 ½塊

植物性鮮奶油 一〇〇克

牛乳 ¼杯

凝膠 五克（一包）

砂糖 ¼杯

香草精 ½大匙

檸檬 一個

水果 適量

洋菜粉 適量

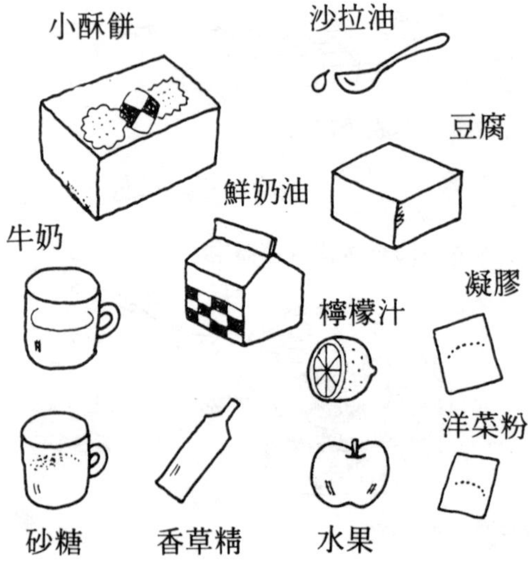

作　法

①把小酥餅放至塑膠袋中弄碎，混合沙拉油後當作派皮舖在容器中。

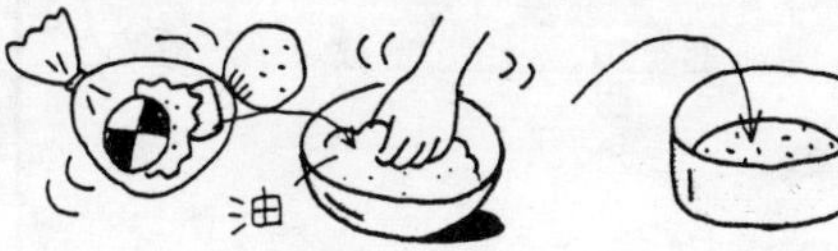

②以三杯水將一包凝膠粉弄溼，溶化在加溫的牛奶中。

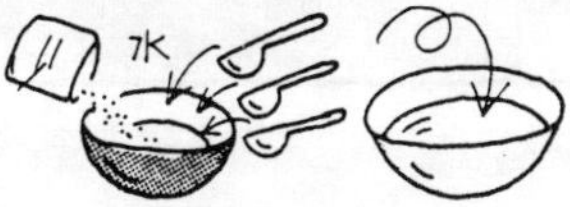

③將瀝乾水分的豆腐以果汁機打碎。

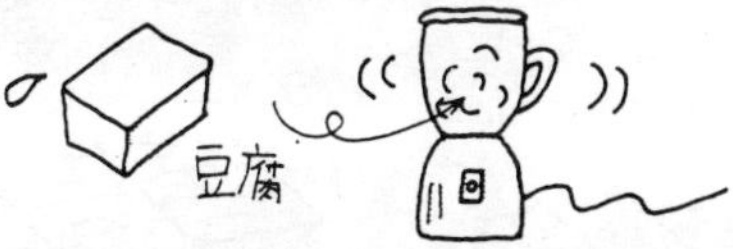

④加入砂糖、香草精粉後充分混合，再加入鮮奶油。

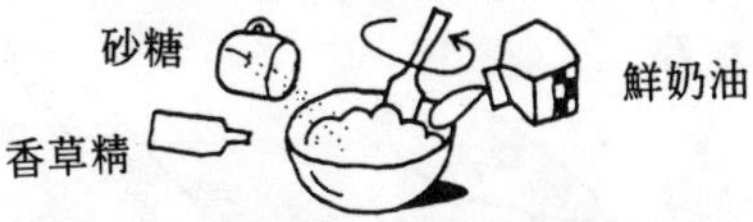

⑤在派皮上留下裝飾空間，加入④的材料後放入冰箱冷卻。

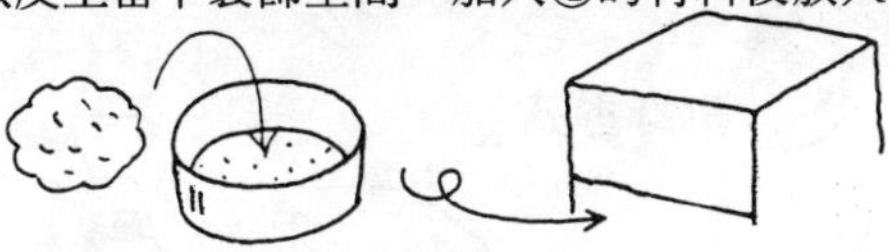

⑥裝飾水果後，以洋菜粉將其凝固。

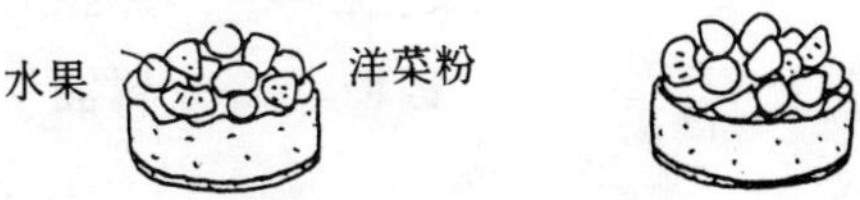

水煮昆布

〈材料4人份〉

凍豆腐　½塊
昆布　½片
胡蘿蔔　½條
豆皮　二片
牛蒡　一條
乾燥香菇　10個
醬油　一大匙
砂糖　一大匙
高湯　一杯

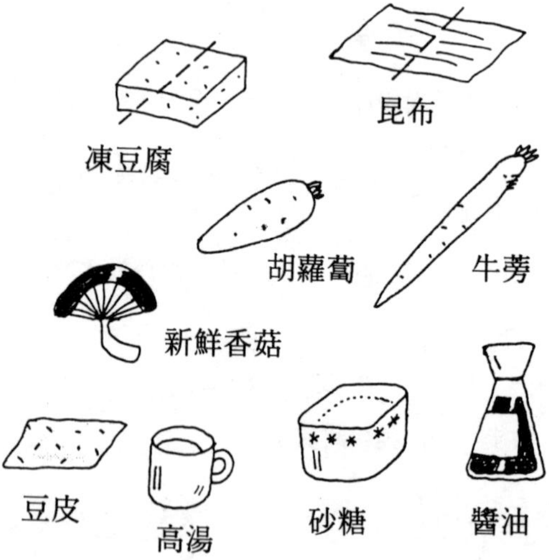

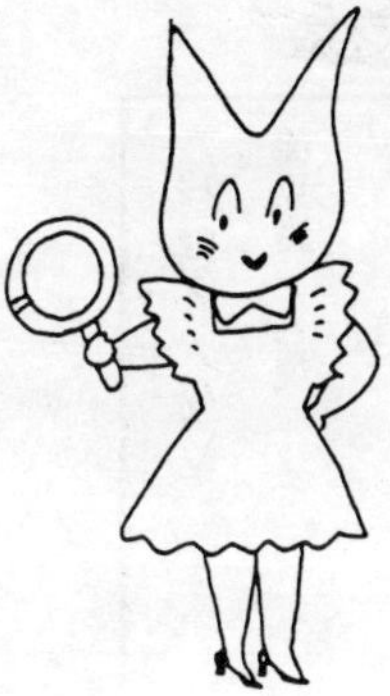

①將昆布用水泡軟後備用。

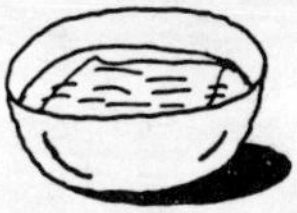

②將胡蘿蔔、豆皮、乾燥香菇、牛蒡
　等切絲。

乾燥香菇  用水泡軟 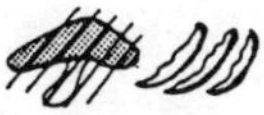

胡蘿蔔 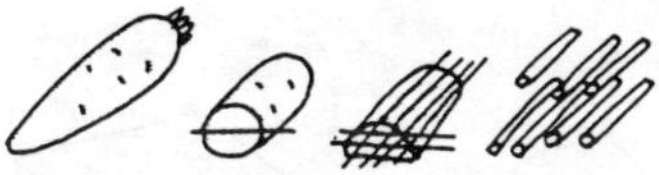

牛蒡 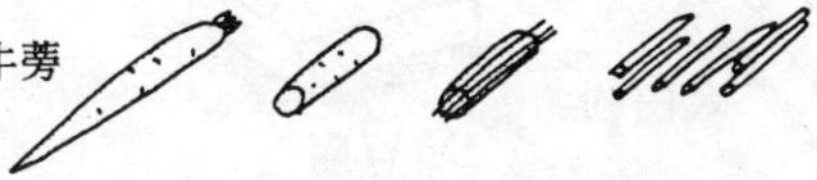

豆皮 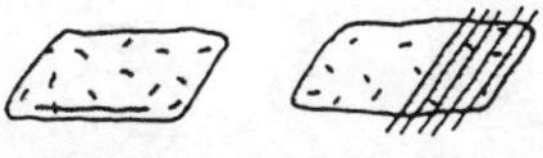

③將材料以砂糖、醬油、高湯煮。

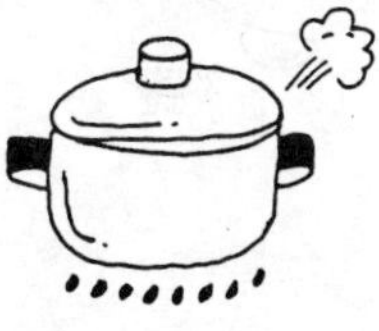

水煮凍豆腐

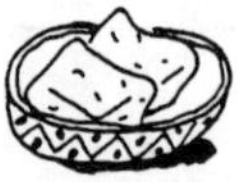

〈材料4人份〉

凍豆腐　五塊
太白粉　適量
炸油
高湯　五〇〇cc
砂糖　二大匙
鹽　少許
醬油　一大匙
辣椒　少許

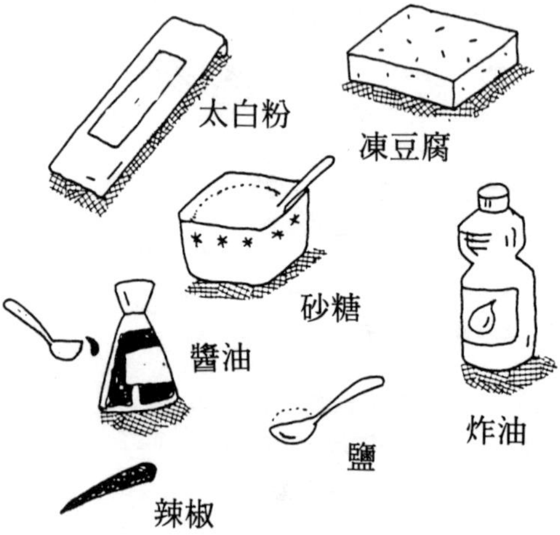

作　法

①用高湯將凍豆腐泡軟後縱切，並擠乾水分。

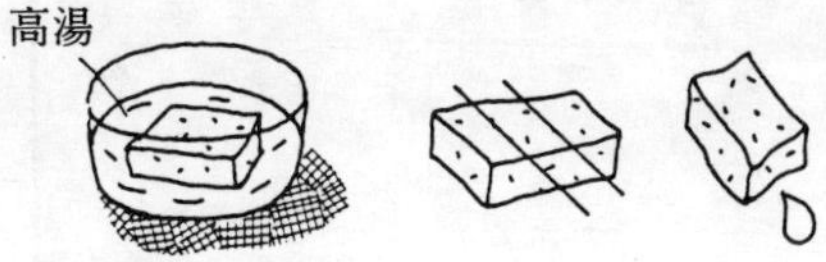

②沾上太白粉後油炸。

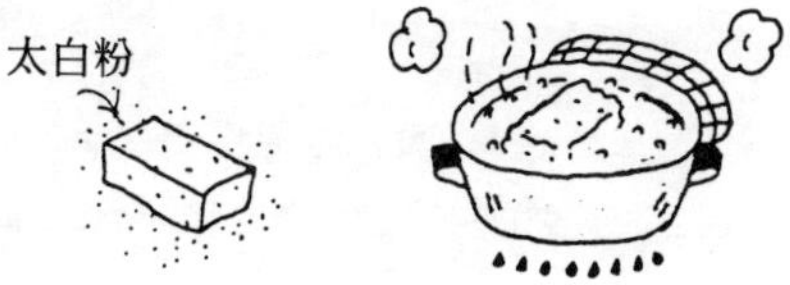

③炸過後，以開水去油。

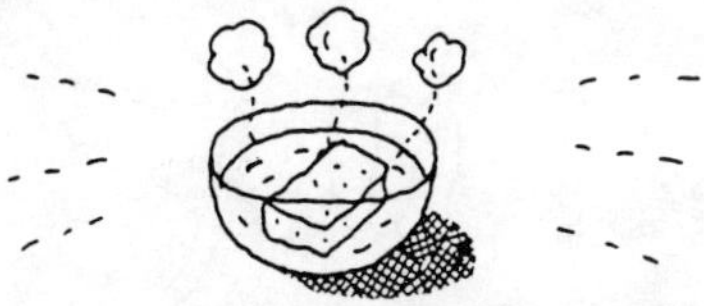

④高湯加調味料水煮，煮開後再以小火悶。

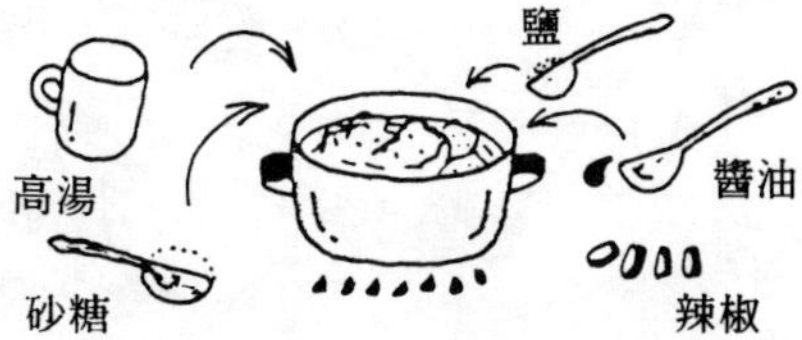

什錦豆腐

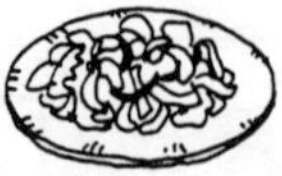

〈材料4人份〉

豆腐　一塊
竹筍　一五〇克
胡蘿蔔　½條
乾燥香菇　三朵
青椒　四個
芝麻　少許
薑　一片
大蒜　一個
豆腐　大的二個
醬油　一大匙
砂糖　二大匙

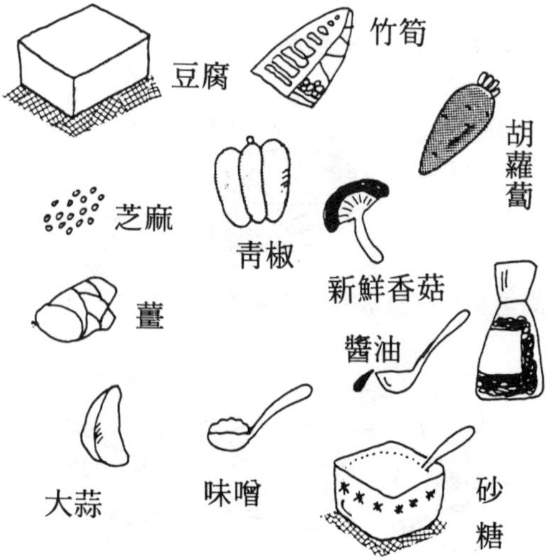

作　法

①將豆腐弄碎川燙後，用布包著，上放重物壓置。

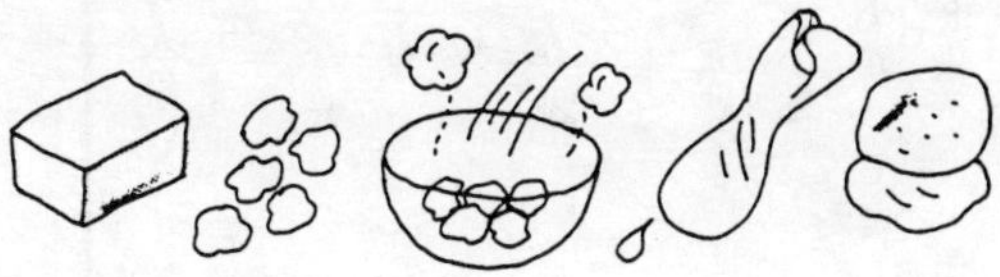

②材料皆切成粗絲。

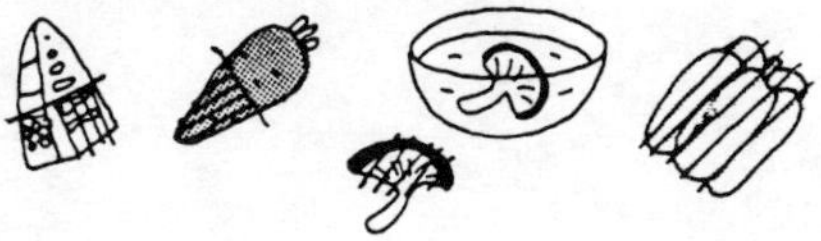

③將大蒜、薑切末後用大火炒，加入蔬菜和豆腐。

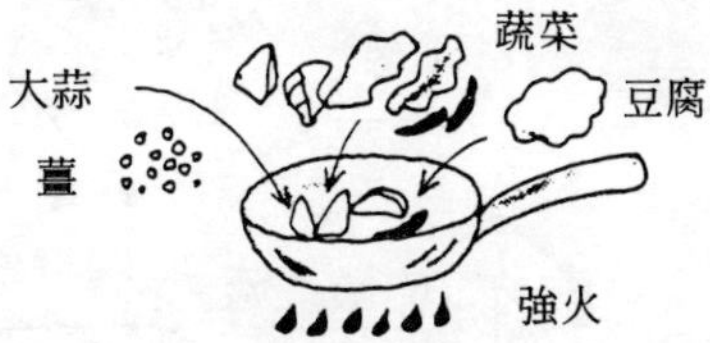

④加調味料後改為小火，使味道滲透。

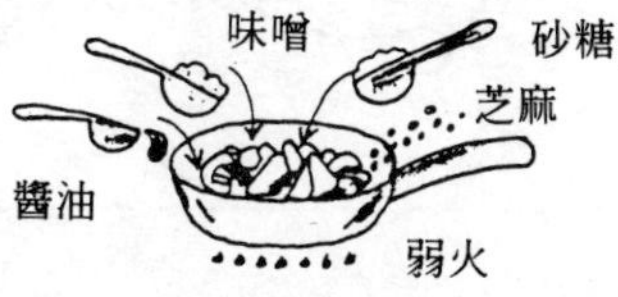

烹調大豆

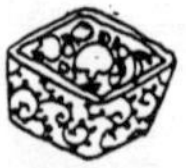

〈材料4人份〉

大豆　一杯
洋蔥　一〇〇克
洋菇　五十克
起士　三十克
乾燥香菇　十個
油　少量
番茄醬　二大匙
美乃滋　一小匙
砂糖　一小匙
醬油　一小匙

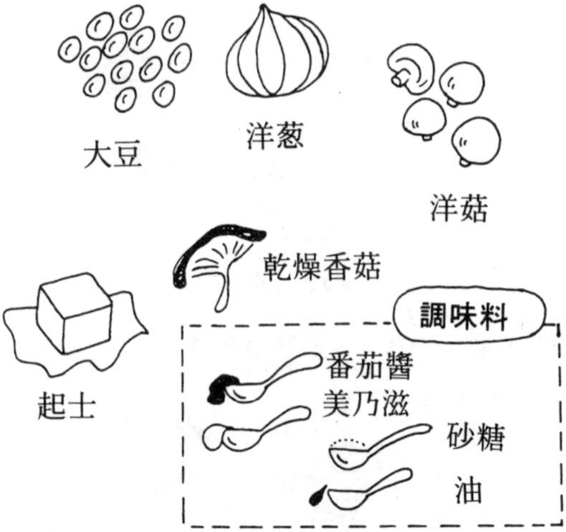

作　法

①將大豆煮軟。

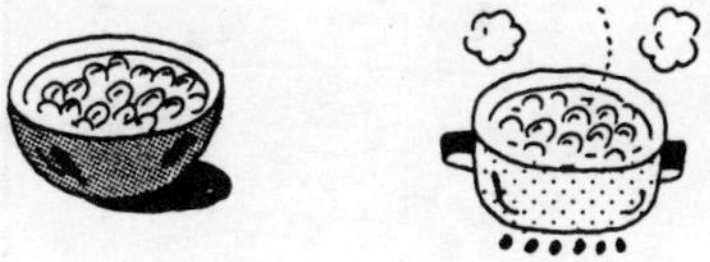

②洋蔥、洋菇炒後備用。

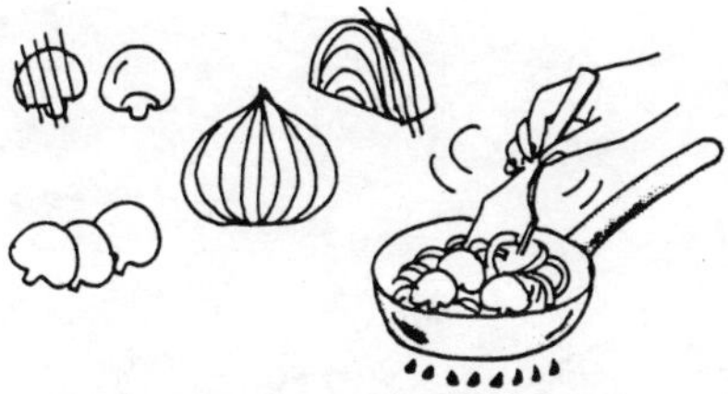

③將材料放進鍋中，以適當分量的水煮。

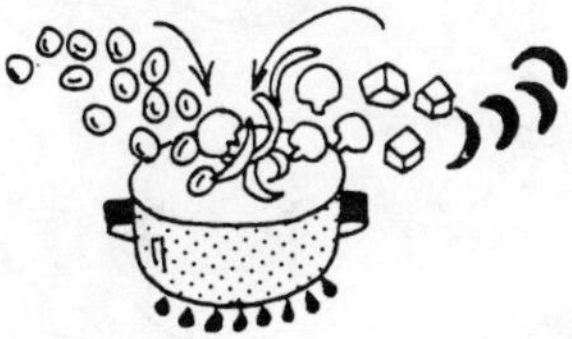

④加入調味料調味即可。

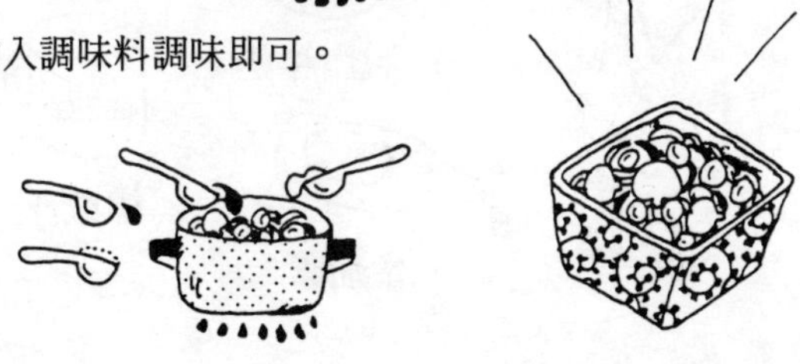

酸沙拉醬

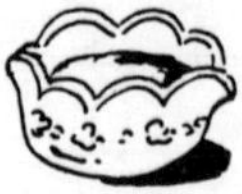

〈材料4人份〉

豆乳　一杯

油　½杯

鹽　½小匙

脫脂牛奶　⅓杯

檸檬汁　¼杯

番茄醬　少量

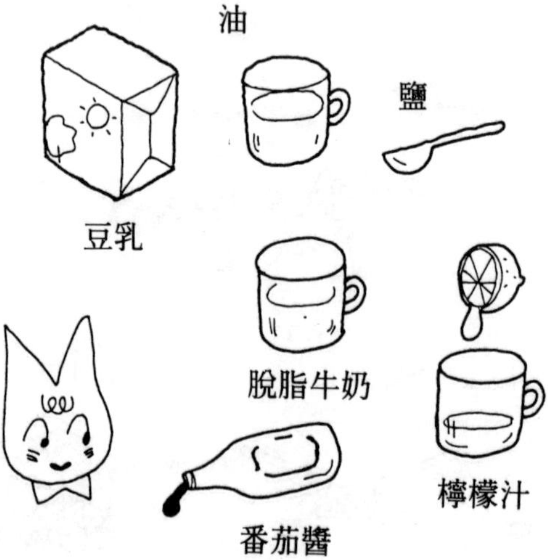

作　法

①在豆乳中徐徐加入油，以攪拌器混合。

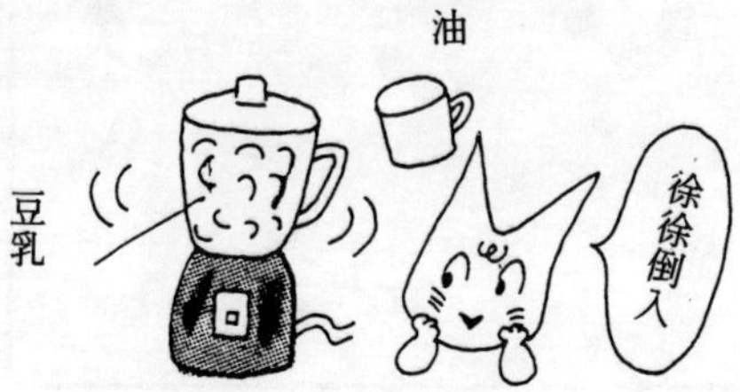

②加入鹽和脫脂牛奶。

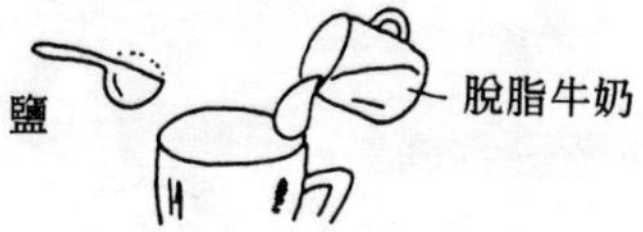

③將其由攪拌器中倒出，加入檸檬汁混合。

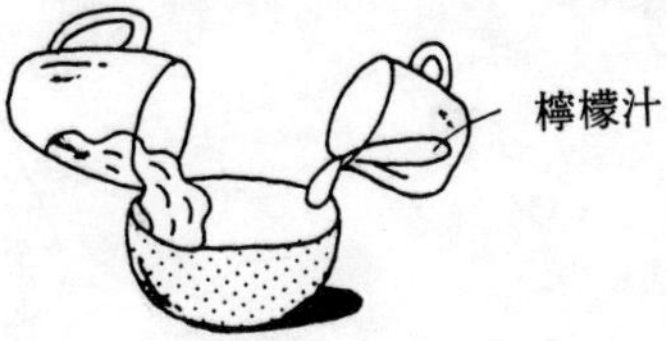

④加入番茄醬等調味。

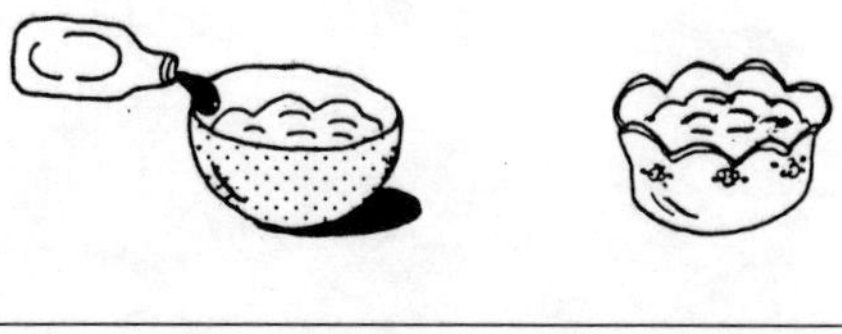

糙米炒飯

〈材料4人份〉

糙米飯　二杯

乾燥香菇　三朵

胡蘿蔔　⅓條

蔥　⅓把

洋蔥　½個

納豆　一包

醬油　少量

乾燥香菇

糙米飯

胡蘿蔔

蔥

洋蔥

納豆

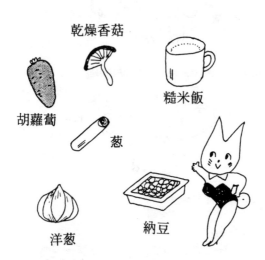

作　法

①蔬菜切末後用油炒，以鹽調味。

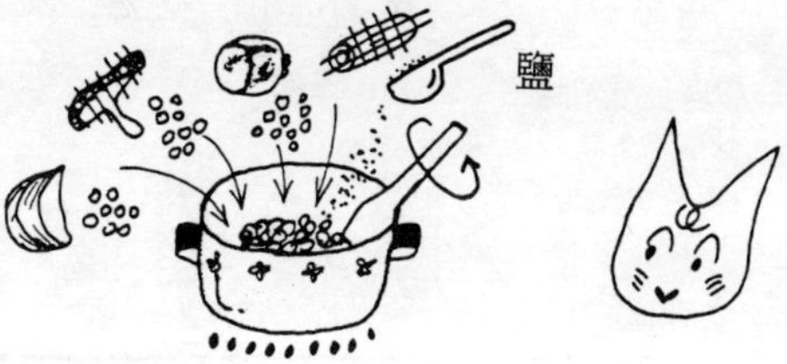

②加入納豆繼續炒。

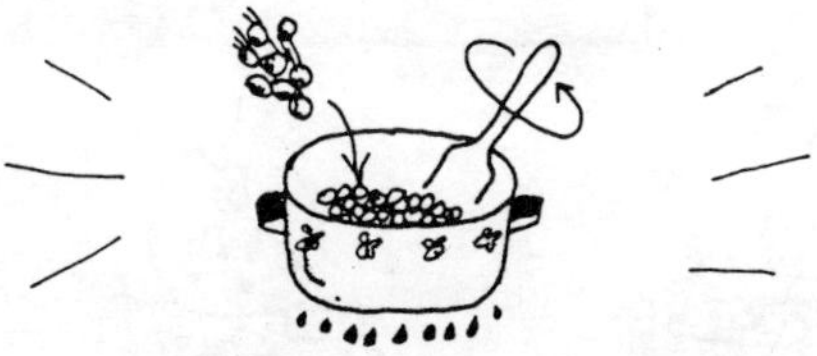

③再加入米飯，最後沿鍋邊加入醬油調味。

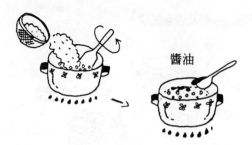

涼拌菠菜

〈材料4人份〉
菠菜　二把
金針菇　一〇〇克（罐裝亦可）
醬油　一小匙
砂糖　一小匙
辣椒　少量

作　法

①菠菜水煮後備用。

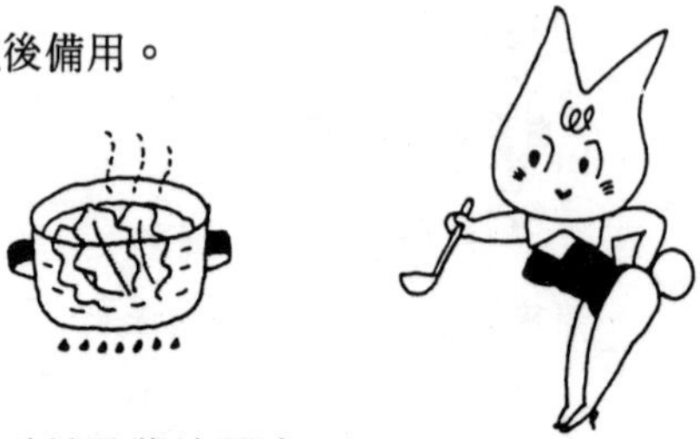

②金針菇用砂糖及醬油調味。

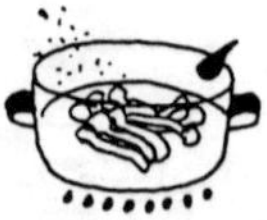

③將①②混合。

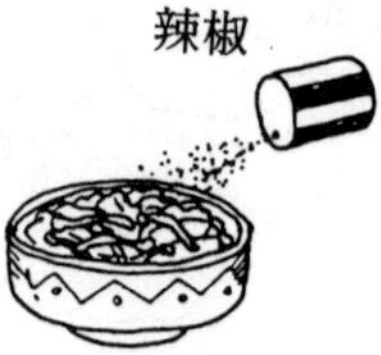

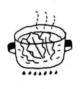

第四日是為了回復正常飲食的特別飲食日

經過三日的節食法，你的身體已完全淨化，並形成休克狀態。不可立刻回復正常飲食，需適應休克，逐步回復正常飲食。這個方式是為了讓淨化效果持續。所以第四日要依以下順序進食，以漸漸讓身體適應為要。同時，仍需繼續飲用杜仲茶，一日約二公升。喝法和前三日相同。

第四日的食物

*早餐　七分粥一碗、杜仲茶一杯、酸梅一顆、核酸沙拉
　零食　核酸水果
*午餐　七分粥一碗、酸梅一顆、核酸沙拉

零食　核酸水果

＊晚餐　和減肥前日相同，以去宿便的食品當作晚餐（將兩叉桿菌、酵素、乳酸等以一杯水溶解後飲用，然後再慢慢喝三杯杜仲茶）。

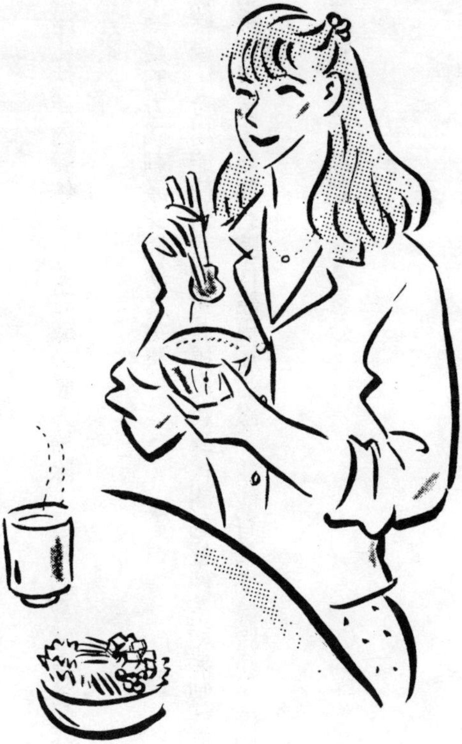

一切就緒後，往正式法邁進

以三日體內淨化法使內臟休息，並完成身體大掃除，這時的身體處於等待狀態，準備吸收後來進入的營養素。

此時，以半絕食的方式刺激身體使之清醒。

一切準備就緒後，食用能使營養均衡並提高新陳代謝的杜仲茶和能製造新細胞的核酸沙拉，經過這個相乘作用後，能使新陳代謝更加活潑，並能有效燃燒脂肪，達到快速減肥的目的。

由以上所述可知，此種減肥法極為有效。

第六章

杜仲茶＋α減肥的實際行動2

——超低卡洛里減肥食品確實能有效減肥

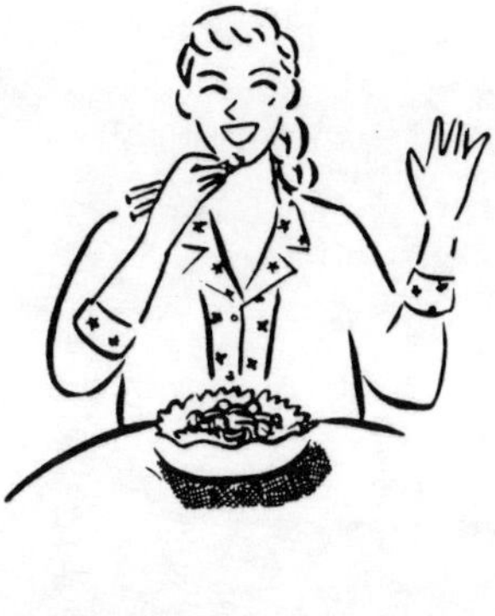

杜仲茶和核酸沙拉減肥法是針對各類肥胖者所設計

這種減肥法的原則是需做完第三章的「體內淨化法」方可實行。但是，虛胖者或是想循序漸進慢慢減肥者可省略「體內淨化法」，而由此法開始進行。

有以下顧慮者，實行這種減肥法確實能減肥成功。

①因忙碌而無法完全改變飲食生活者。
②因害怕減肥破壞健康者。
③減肥有損健康者。
④醫師指示需減肥者。
⑤認爲緊張乃肥胖原因者。

正式法的計畫

一日飲用約二公升杜仲茶。並分數回飲用（早晨起床也別忽略）。

②早餐和晚餐前，一定要充分咀嚼核酸沙拉。

③早餐須吃足量米飯和蛋白質（約五〇〇大卡）。

④午餐可自由選擇生魚片快餐、生魚片壽司、蕎麥乾麵或拉麵等（約五〇〇大卡）。

⑤不要吃油炸物。

⑥一日須食用一～二回超低卡洛里減肥食品。

⑦一日需攝取約一〇〇克碳水化合物，蛋白質則是六〇克以上。

⑧飢餓時可以核酸水果為零食。

上述為基本原則。

每日飲用一～二公升的杜仲茶

「杜仲茶在目前市場上十分暢銷，一個月約賣出二〇〇個，可能已超過戢菜茶的銷售量。」（橫濱T百貨公司健康食品專櫃）

正式法的實際操作方式

只要做到這
樣程度即可

※每日須飲用一～二公升
杜仲茶，可分數次飲用。

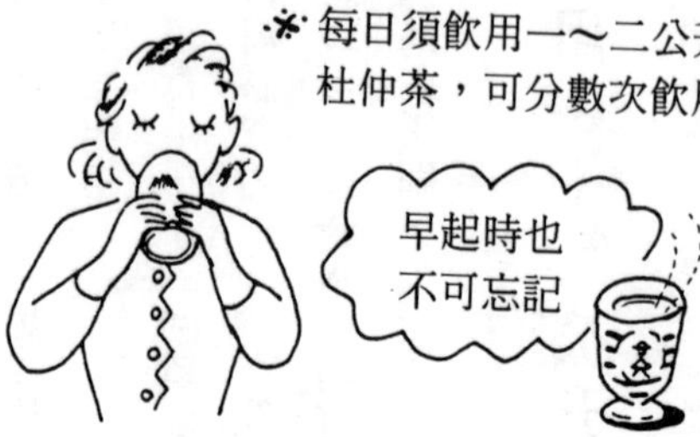

②早餐和晚餐前，須先食用核酸沙拉，注意須慢慢咀嚼。

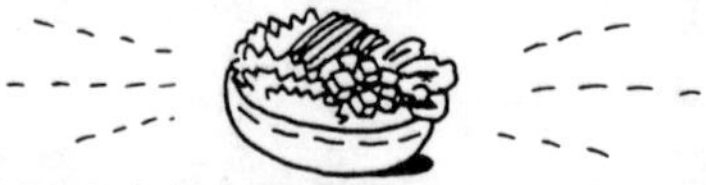

③早餐須吃足量米飯和蛋白質（約500大卡）。

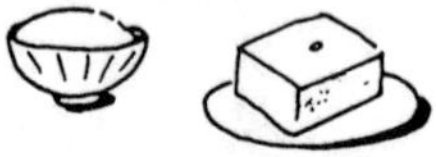

④午餐可自由選擇生魚片快餐、生魚片壽司或拉麵等（約500大卡）。

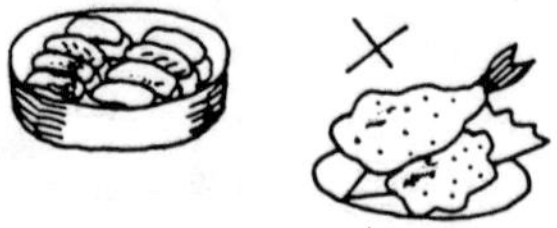

⑤不要吃油炸食品

⑥一日須食用一～二回超卡洛里減肥食品。

⑦一日須攝取100克碳水化合物和60以上蛋白質。

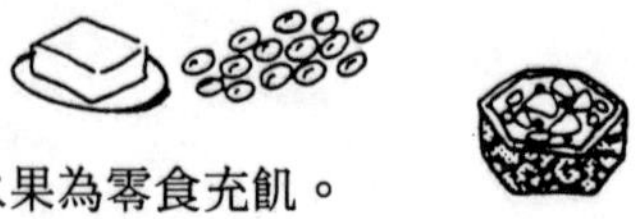

⑧可以核酸水果為零食充飢。

「目前，杜仲茶是最暢銷的茶類，深獲年輕女性喜愛。」（銀座M百貨公司健康專櫃）

但是，倘若為了減肥，該採取何種方式飲用杜仲茶呢？

杜仲茶並無特別飲用法，只要一日喝約一～二公升，一有機會即可飲用。

參考以下各種飲用法，或許可發現適合自己的方式。

①早晨起床後立即飲用一杯杜仲茶。

②以杜仲茶代替咖啡、紅茶。

③在工作場所也準備杜仲茶，當作開水飲用。

④每次用餐前後一定要喝二杯杜仲茶。

⑤在外用餐時，盡量不要喝水。

⑥以杜仲茶稀釋威士忌或白酒。

總言之，一有機會就飲用杜仲茶，即使大量飲用也不必擔心水腫或浮腫，相反地，杜仲茶的利尿作用，有助體內停滯水分正常排泄。

醫學界的醫師們，對杜仲茶及其服用法提供如下建議可供參考：

「杜仲是第一流的健康茶素材，完全無副作用，對於平日運動不足、體重過重或有成人

關於杜仲茶的研究論文

論文題目	研究者	結論概要	備　註
1.杜仲葉的成分研究	神戶女子藥大 加藤　篤他	成功地分離鉱化合物	日本生藥學會第33回年會（1986）發表＊
2.杜仲葉的研究（水抽出物的一般藥理作用）	富山醫科藥科大 難波　恆雄他	在老鼠的實驗中，發現杜仲茶確實具降血壓、利尿的作用	和漢醫藥學會誌（VOL3.№2 1986）
3.有關日產杜仲茶葉水抽出物的降壓，利尿作用及中樞抑制作用之藥理學研究。	富山醫科藥科大 難波　恆雄他	證實血管擴張確實能使血壓降低，並具利尿作用	日本藥學會第106年會（1986）發表
4.杜仲茶葉水抽出物成分對老鼠腦及心臟受體腺苷酸（yclase）系作用。	富山醫科藥科大 野村　靖幸他	證實血壓降低和利尿作用是和腦B－受容體的增加有關。	第3回日本和漢醫藥學會（1986）發表
5.長期吃杜仲葉精對老鼠肝組織的影響。	富山醫科藥科大 難波　恆雄他	・證實肝細胞中維他命B_1和E增加。 ・證實肝細胞數目增多。	日本生藥學會第33回年會（1986）發表＊
6.杜仲茶葉抽出物對老鼠肌肉蛋白質的合成作用。	日本大學藥學部 高橋　周七	・以生化學證明杜仲葉具合成肌肉能力。	農業生化55［12］
7.杜仲的抗高血壓作用原理	美國維斯康辛州立大學醫學部 Charles J.Sih他	・證實將血管平割肌直接作用使末梢血管擴張，導致血壓下降。	美國化學會誌（76年8月18日）

病前兆者，可自行調配茶的濃度嘗試飲用。」新井基夫醫師（西華醫院院長）

「杜仲茶沖泡法簡單。首先用一公升的水煮二～三克杜仲茶，熬約三分鐘，每日服用三～五杯即可。急欲看到效果者，可將其分量加重，這種情形可以五〇〇cc的水煎煮六克杜仲茶即可。」高橋周七醫師（日本大學藥學部教授）

此外，也有人使用下述方式得到效果。

「我的飲用法是每天早上將一包杜仲茶放入一公升的水中煎煮，將煎煮液放入冰箱保存，早晚及日渴時用大型咖啡杯喝（二〇〇cc）。味道雖非十分美味，但是沒有藥味，我已將此習慣自然合於日常生活中。」

杜仲茶製作法

飲用杜仲茶的方法因人而異，但茶包標準製作法如下：

將茶包放入杯中，沖熱水飲用，可沖泡三回，盡量使用一包杜仲茶（三～六克）。

將茶包放在一～二公升的水中，沸騰後約三～五分。

一日約飲用一～二公升，分數回飲用，想提高效果者，也可一次使用二袋。

由另一方面來說，杜仲茶不但易飲用，且無特別味道。所以能自然地服用下去。

和烏龍茶、蕺菜茶等不同處在於，杜仲是完全無農藥栽培，所以也沒有食品污染問題。因為不含咖啡因，對胃也無刺激性，能當作日常飲料繼續飲用。

由此可知，杜仲茶是適合健康指向強的現代人，同時可能會超越一般嗜好品。

「核酸沙拉」須充分咀嚼

在核酸食品中，大豆是核酸含量最多的食品，而且是極佳蛋白質食品。但倘若只吃直接炒過的大豆，不僅沒什麼味道，而且會失去享受食物的樂趣，也無法利用食物轉換心情，這樣的話，會有欲求不滿的感覺。常有：

「想吃某種美味食物的欲望了。」

特別是晚餐，雖是消除一天疲勞最重要的一餐，但也是造成肥胖的敵人。能回復疲勞、

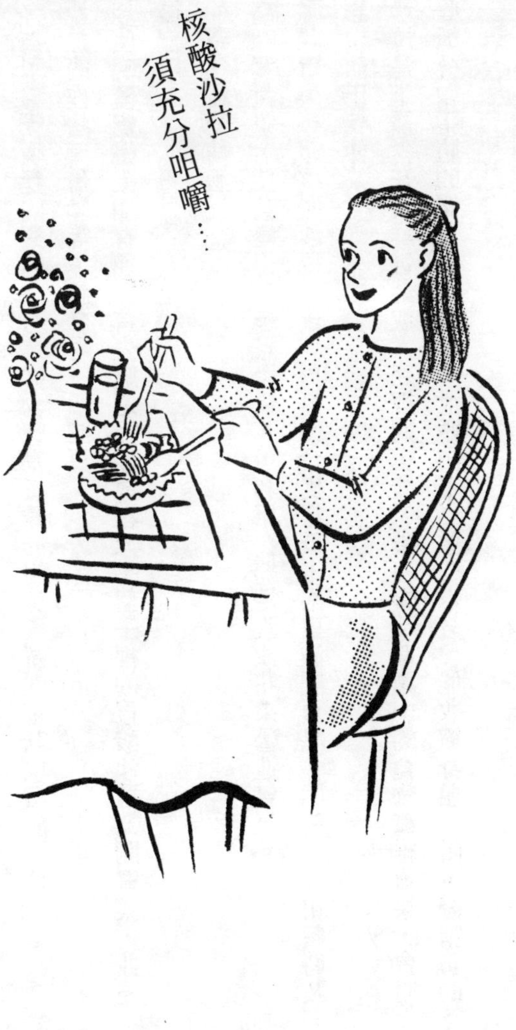
核酸沙拉
須充分咀嚼……

消除緊張的食物常會作為肥胖的最大敵人，這的確是件很諷刺的事。但是這是人生理性體質所致，所以無法改變。

所以，為了享受晚餐的樂趣，可選擇含豐富核酸的鰮魚、新鮮香菇或核酸沙拉。核酸沙拉的作法、份量等，請參考一四四頁。

倘若想使晚餐變得更加有趣，首先應選擇盛放在漂亮盤子裡的核酸沙拉為開胃菜，並充分咀嚼慢慢食用。

以杜仲茶代替葡萄酒。

為提高晚餐氣氛，使其變得有趣且愉快，可利用食器擺設或花來營造氣氛。吃完了開胃菜（即核酸沙拉）後，再慢慢食用超低卡洛里減肥食品。同時，在用餐時及餐後也別忘記飲用杜仲茶。

核酸沙拉是選擇含在新鮮香菇或大豆裡的核酸、蛋白質及蔬菜中的食物纖維效果，會阻礙體內吸收糖分和脂肪的能力，同時可排泄體內不必要的水分，能收縮身體，阻礙體脂肪的增加。

核酸沙拉須充分咀嚼。將少量核酸沙拉放入口中並充分咀嚼，是減肥成功的要訣。

你可以「核酸水果」充飢

在這種減肥法中，你無須對早餐或中餐加以限制，所以不會有空腹的煩惱。

但是，你可能會因為「減肥」的感覺而有壓力，因此產生空腹感。

當這種情形發生時，仍可以吃核酸水果。

食用核酸水果不限次數，但須配合飲用杜仲茶。

有時你的食慾並非是真的飢餓，而是緊張所造成。

在你覺得有些許空腹感時，可先飲用一杯杜仲茶。之後，將發現飢餓的次數不再頻繁，會演變為頂多一次的程度。

上班族到了下午茶時間，通常會有大家一起吃點心的習慣，應盡量避免。

為了避免同事誤解你不合群，要宣布自己減肥計畫，倘若同為女性，一定能諒解你，並對你給予幫助。

一定要將核酸沙拉以密封容器帶去公司，同時也別忘了攜帶杜仲茶。

至於核酸水果的作法、份量等，請參照一五〇頁。

超低卡洛里減肥食品是晚餐最佳選擇

●何謂超低卡洛里減肥食品

常聽說有人因減肥傷害健康，甚至造成死亡。許多人因此而對減肥感到不安，並有挫折感。

的確，若因為減肥，而不攝取生存所必要的營養，會導致死亡。

所以，為了能成功地減肥，需具備下列五個必要條件：

①攝取身體所需一切的營養成分。
②快速出現減肥效果，產生幹勁。
③方法簡單，能持之以恆直至成功。
④不會疲勞，也不會為空腹感所苦。

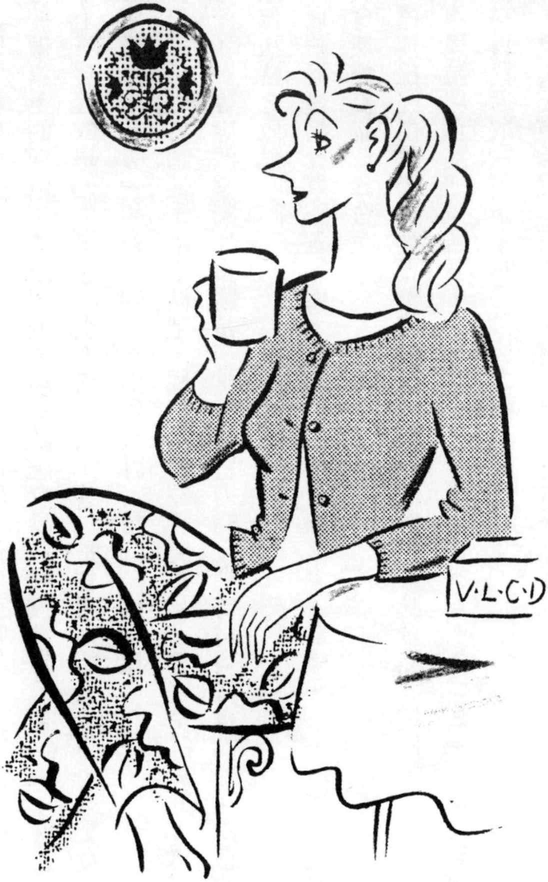
V·L·C·D

⑤在醫學上是安全且健康的減肥法。

時下流行的「超低卡洛里減肥食品」，即因同時具備此五項條件而大受歡迎。

醫院基於健康上的理由，使用超低卡洛里減肥食品為病人減輕體重。

在醫學上所實行的超低卡洛里減肥方法有二：其一是利用「超低卡洛里減肥食品」的方式，另一種則是仔細計算一般食品的卡洛里量來訂定超低卡洛里量。

一般在自家所做的超低卡洛里減肥，同樣是選擇普通食品，再精密計算其卡洛里量來製造，但不經營養師等專門家製作食譜是相當費時費力的，同時材料費也為普通飲食的數倍，以致很多人無法持之以恒。

而且，以普通食品攝取一五〇大卡的話，份量會非常少，這樣一來，增加自己對減肥的不滿，可能會演變為暴飲暴食。

所以，選擇已經由嚴密計算調整的粉狀「超低卡洛里減肥食品」較佳。

超低卡洛里減肥食品即V・L・C・D（Very Low Calorie Diet），富含健康所需要營養素，且一日只攝取六〇〇～四〇〇大卡的熱量。

據統計，歐美已有約五百萬的愛用者，且已蔚為減肥風尚。

蛋白質……65g	維他命B_1……0.8mg
鈣……0.6g	維他命B_2……1.1mg
鐵……11mg	維他命C……50mg
煙酸……1.3mg	維他命D……150IU
維他命A……1,800IU	——

厚生省（日本人平均營養需求量）

反觀日本，目前超低卡洛里減肥食品只限於一般肥胖治療用。

近年，日本考慮根據厚生省（即衛生署）所發表營養需要量，開發富含各營養成分，且適合日本人體質的食品。

上述食品即所謂超低卡洛里減肥食品，是最符合日本平均營養需求量的食品。

超低卡洛里減肥食品成分介紹

蛋白質、脂肪及碳水化合物是營養三大要素。

＊蛋白質

製造肌肉或血液原料的營養素。可分為動物性蛋白質（含在肉、魚、蛋、起士等食物中）及植物性蛋白質（含在大豆等食物中）。

＊脂肪

體內轉化為能量的物質，攝取過量會形成皮下脂肪，為供給人體活動所需營養素。可分為肉、魚、奶油等動物性脂肪及芝麻、堅果、花生等植物性脂肪。

＊碳水化合物

經消化吸收後變成糖分進入血液，供給人體活動所需能源。若攝取過量，會轉化為脂肪蓄積在皮下脂肪中。主要來源為米、麵包、麵條等澱粉類食品及砂糖、果糖等糖分中。

在三大營養素中，絕對必要的是蛋白質。

同時，須注意避免攝取過多的脂肪和碳水化合物。這二種物質雖提供人體活動所需的能源，但若未完全消耗，會轉換為脂肪蓄積，正因為如此，所以稱這些食品為熱量食品。

超低卡洛里減肥食品，含有維持生命所需最低的卡洛里量，不會攝取多餘卡洛里，所以不會變成皮下脂肪。同時，富含良質蛋白質，不會造成人體負擔，能有效控制熱量。

除了三大營養素之外，也需攝取維他命、礦物質等來調整體質，這類營養素也包含在超低卡洛里減肥食品中。

＊維他命A

積極實行減肥後的皮膚再生，不但能減肥，同時擁有美麗肌膚。

＊維他命B_1

促進糖分燃燒及消化碳水化合物。

＊維他B_2

直接燃燒脂肪，並促進蛋白質及碳水化合物的代謝。

＊維他命B_6

燃燒脂肪及蛋白質。

＊泛酸

促進脂肪分解，增進糖的代謝功能。

＊維他命E

調整荷爾蒙使其均衡。

＊煙酸

完全燃燒食物，不會殘留脂肪。

同時對神經正常化，增強腦機能有極大效果，能防止因焦慮或緊張而暴飲暴食的情形。

杜仲茶和核酸沙拉有效減肥的秘訣

杜仲茶的最大特徵在於使膠原代謝活潑，讓細胞回復年輕。所以能改善血液循環，使養分和氧完全到達細胞，能提高新陳代謝，並治療便秘、預防成人病。

同時也有增強肌肉的效果，所以和運動相同，能增加能量消耗量，健康地減肥。據調查，女性浮腫、虛胖皆為新陳代謝機能降低所引起，中年女性中，百分之六十皆為虛胖。

杜仲茶具利尿效果，所以飲用杜仲茶能快速治療浮腫。同時，杜仲茶具分解體內膽固醇和中性脂肪作用。

人體由六十兆個細胞所構成，核酸沙拉的主要成分為核酸，是支配細胞分裂、製造新細胞的主要原料。

核酸具有使細胞回復年輕和促進代謝作用，而杜仲茶則能促進蛋白代謝、排泄老廢物，兩者相乘作用，有極佳減肥效果，並能使你更加年輕。

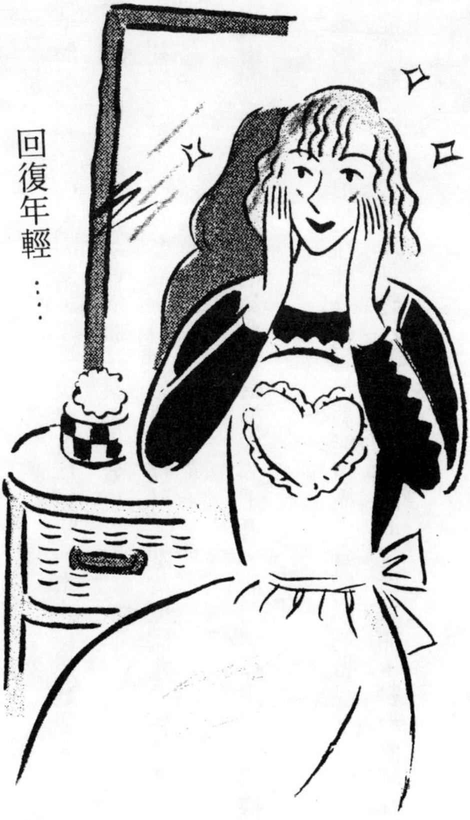
回復年輕……

巧妙利用香辛料提高減肥效果

寒症和便秘是形成肥胖的兩大因素，需先改善這類症狀，才能有效減肥。前面所述杜仲茶加核酸沙拉減肥法，能輕易改善這些症狀，具神奇效果。

利用杜仲茶的利尿效果，能將多餘水分順暢排出體外，能治療因水分停滯體內所引起的寒症。

核酸沙拉所使用的大豆或豆芽菜則為食物纖維中的王者，能清腸作用，對治療便秘十分有效。

若是單獨使用也具功效，但是在此介紹另一個能積極上升體溫的食品。體溫上升能促進體內代謝，增加基礎代謝量，使能量消費量增加，對治療肥胖十分有效。

那麼，何種食品具暖身效果呢？

首先聯想到的是香辛料。

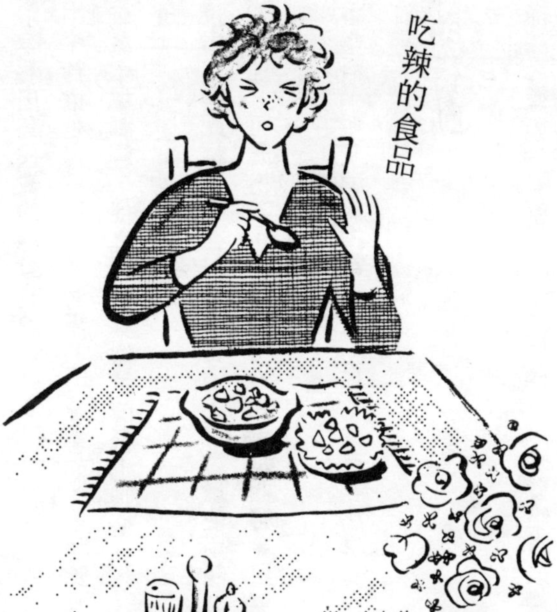
吃辣的食品

吃了「辣」的食物就會出汗。汗是將上升體溫回復原狀的必要生理反應，我們可由「辣」的英文「HOT」看出其代表的涵意為熱。

在香辛料中，辣椒是自古以來就使用的暖身聖品，以消除寒冷成名，辣椒中的辛辣成分capsanthin會刺激中樞神經，促進腎上腺素或降腎上腺素的分泌，能持續燃燒脂肪，消耗和運動同等能量。

在核酸沙拉中亦含此物質，在日常飲食中，也盡量使用辣椒。

倘若是日本料理，可灑粉末狀的辣椒粉，如果是西餐，可選擇墨西哥辣醬油，盡量享受辣的味道。

巧妙使用香辛料，雖烹調為相當清淡，也不會有無法享受食物美味之憾。

減肥的輔助行動

在身體大掃除之後，一日服用二公升杜仲茶，晚餐吃核酸沙拉是減肥的基本要件。

但是，為了增加減肥效果，早餐及午餐也盡量選擇核酸食品。

同時，為了提高新陳代謝，需實行以下所列事項，這些事項十分簡單，不需費盡心思也不會有痛苦，是所有想盡快減肥者可遇不可求的方法。

半身浴

有些肥胖者因為無法天天運動而苦惱。

若能學習「半身浴」的入浴法，每日就能以簡單方式消耗能量。

所謂半身浴是在比體溫略高的三十九～四十二度溫水中，入浴至肚臍上方心窩附近，持續三十分鐘。

在溫水中，入浴至心窩以下，此時手不要泡在浴水中，若上半身感覺寒冷，也可偶而入浴至肩（但時間在二十～三十秒內）。

若是像日本式的浴槽深度時，可將洗淨的水桶或椅子放入浴缸中。

每日三十分的半身浴，能改善內臟的血液循環。不但能減肥，對肝臟病、糖尿病、高血壓、生理不順、失眠症等也十分有效。

對不適應上半身寒冷者，通常一段時間後就能習慣，身體漸熱時，就連浴水之外的頭、

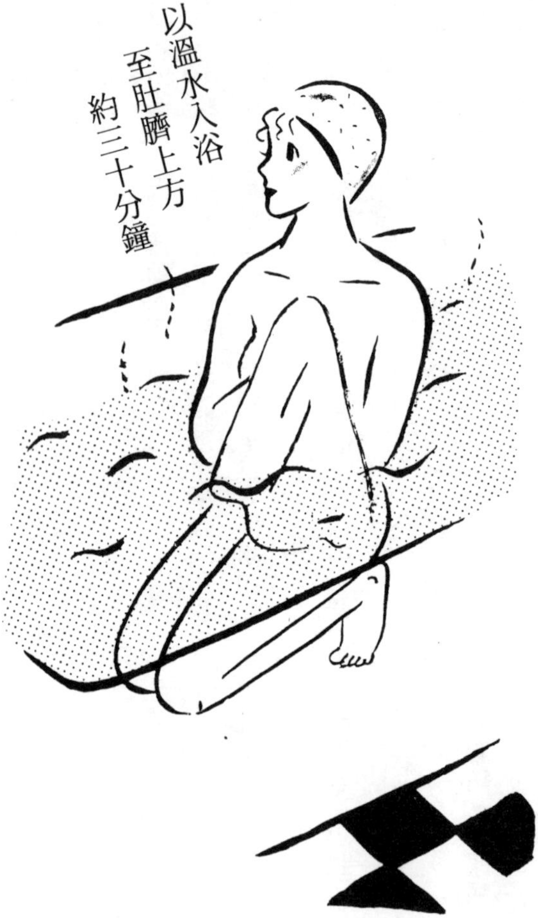
以溫水入浴
至肚臍上方
約三十分鐘

臉、胸、手等部位也會出汗，此時會覺得比全身浴更具暖身效果，即使離開浴室後，也不覺寒冷。

出浴後約十分鐘會異常出汗，全身微血管都打開，血液循環變順暢，此時，血壓降低，基礎代謝增強，也能排除體內毒素。

入浴不足能將皮膚表面汚垢洗掉，同時能消除覆蓋在皮膚表面的「皮脂」。皮脂是由毛孔的皮脂腺分泌，將其洗淨，不僅能清潔皮膚，同時能消除疲勞，增強脂肪代謝能力，對消耗熱量、代謝皮脂或排除體內脂肪均有效，為減肥一大助力。

散步

運動對減肥來說頗具效果。但是，激烈運動不僅無法長久，且易造成健康上的障礙，所以選擇適合自己的運動，可說為減肥第一法則。

最適合初學者的運動為走路，也就是散步。

無須選擇時間、場所，也不必道具和費用為其優點，但最重要的是需有持之以恆的意志。

雖然方法簡易，但是懶散或消極地進行無法產生效果，要採取正確的姿勢快步行步，至略出汗的程度即可。

快步走時維持脈搏一分鐘一百下的速度為適宜，這種速度對兩人走路時交談會感到不便。

需以此脈搏數行走二十分以上，體內脂肪才會開始燃燒，一小時約可消耗二百～三百大卡熱量。

那麼，快步行走一小時，實際具多少減肥效果呢？

通常消耗一克脂肪，需花費七千大卡能量，行走一小時能消耗二八〇大卡能量，依計算（七〇〇〇÷二八〇＝四〇），就能減輕四十克重量。

所以，為了減少兩公斤體重，需要五個小時快步競走，假定，每日持續同樣的運動和飲食，實行一日一小時的競走，五十日就能減去二公斤體重。

為了創造健康，一日要走一萬步。需提早三十分鐘離開家，在公司前一、二站下車走路，或不搭乘電梯及電扶梯等方式改善日常生活，由其中尋找樂趣，只要能持之以恆，就能將其融入日常生活中。

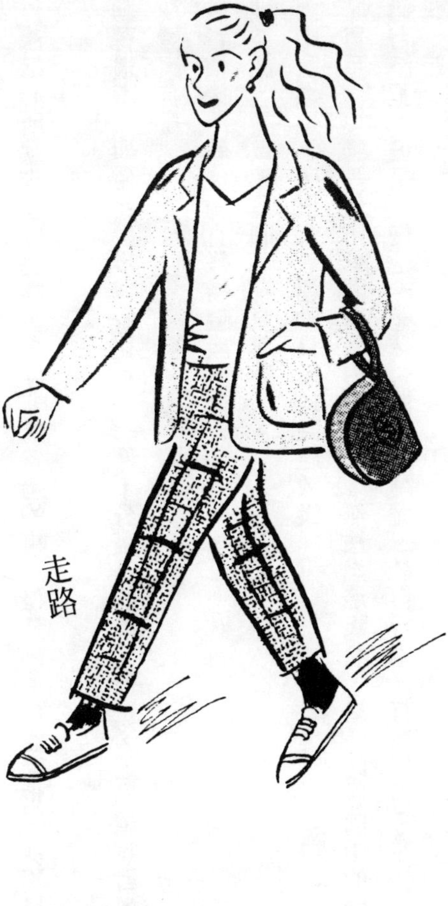
走路

。

在生活中實行適合自己的運動

為了減肥而無法隨心所欲地享受食物，是件非常難過的事，但是，每日運動也同樣不易。

特別是無運動習慣者，即使將散步習慣化也是一件十分困難的事。但是，運動確實對促進體內新陳代謝及健康有益。

一旦培養運動習慣後，就能一直維持健康。

為了能健康地減肥，須做大量的「有氧運動」。

氧能幫助體內脂肪燃燒，所以有氧運動具極佳減肥效果。

譬如：相撲、舉重、短跑等使用瞬間爆發力的運動，無法燃燒氧氣，只是將肌肉中的肝糖能量化，並不適合減肥。但是，慢跑、網球、游泳、跳繩、騎自行車、有氧舞蹈等屬持久力的運動，是最適合減肥的。

使用持久力的運動，能由血液中吸收氧，並燃燒脂肪、消耗能量，做五分或十分鐘是完全沒有效果，最起碼要做三十分鐘，以持續一小時為佳。

這些運動能使用血液中的氧，同時鍛鍊心肺功能。每日持續，不但能增強身體循環機能，也能預防成人病。

那麼，每日運動的程度為何呢？

需依年齡、性別、體重等個人差異不同而定，成年男女應以二〇〇～三〇〇大卡為基準。運動時間不限，但盡量選擇同樣時段，持之以恆就能在身體內產生規則性節奏，自然能有效率地燃燒脂肪。

對本書的「杜仲茶、核酸沙拉」如有疑問
可洽詢：（株）メタボリックダイエットセンター
〒150　東京都渋谷区神宮前2－18－20
TEL：〇三－五四一〇－一三七二

大展出版社有限公司
品 冠 文 化 出 版 社

圖書目錄

地址：台北市北投區(石牌)
致遠一路二段 12 巷 1 號
郵撥：0166955～1
電話：(02)28236031
28236033
傳真：(02)28272069

・法律專欄連載・電腦編號 58

台大法學院　法律學系／策劃
法律服務社／編著

1. 別讓您的權利睡著了 ①		200 元
2. 別讓您的權利睡著了 ②		200 元

・秘傳占卜系列・電腦編號 14

1. 手相術	淺野八郎著	180 元
2. 人相術	淺野八郎著	180 元
3. 西洋占星術	淺野八郎著	180 元
4. 中國神奇占卜	淺野八郎著	150 元
5. 夢判斷	淺野八郎著	150 元
6. 前世、來世占卜	淺野八郎著	150 元
7. 法國式血型學	淺野八郎著	150 元
8. 靈感、符咒學	淺野八郎著	150 元
9. 紙牌占卜學	淺野八郎著	150 元
10. ESP 超能力占卜	淺野八郎著	150 元
11. 猶太數的秘術	淺野八郎著	150 元
12. 新心理測驗	淺野八郎著	160 元
13. 塔羅牌預言秘法	淺野八郎著	200 元

・趣味心理講座・電腦編號 15

1. 性格測驗① 探索男與女	淺野八郎著	140 元
2. 性格測驗② 透視人心奧秘	淺野八郎著	140 元
3. 性格測驗③ 發現陌生的自己	淺野八郎著	140 元
4. 性格測驗④ 發現你的真面目	淺野八郎著	140 元
5. 性格測驗⑤ 讓你們吃驚	淺野八郎著	140 元
6. 性格測驗⑥ 洞穿心理盲點	淺野八郎著	140 元
7. 性格測驗⑦ 探索對方心理	淺野八郎著	140 元
8. 性格測驗⑧ 由吃認識自己	淺野八郎著	160 元
9. 性格測驗⑨ 戀愛知多少	淺野八郎著	160 元

10. 性格測驗⑩ 由裝扮瞭解人心　淺野八郎著　160元
11. 性格測驗⑪ 敲開內心玄機　淺野八郎著　140元
12. 性格測驗⑫ 透視你的未來　淺野八郎著　160元
13. 血型與你的一生　淺野八郎著　160元
14. 趣味推理遊戲　淺野八郎著　160元
15. 行為語言解析　淺野八郎著　160元

・婦幼天地・電腦編號 16

1. 八萬人減肥成果　黃靜香譯　180元
2. 三分鐘減肥體操　楊鴻儒譯　150元
3. 窈窕淑女美髮秘訣　柯素娥譯　130元
4. 使妳更迷人　成　玉譯　130元
5. 女性的更年期　官舒妍編譯　160元
6. 胎內育兒法　李玉瓊編譯　150元
7. 早產兒袋鼠式護理　唐岱蘭譯　200元
8. 初次懷孕與生產　婦幼天地編譯組　180元
9. 初次育兒12個月　婦幼天地編譯組　180元
10. 斷乳食與幼兒食　婦幼天地編譯組　180元
11. 培養幼兒能力與性向　婦幼天地編譯組　180元
12. 培養幼兒創造力的玩具與遊戲　婦幼天地編譯組　180元
13. 幼兒的症狀與疾病　婦幼天地編譯組　180元
14. 腿部苗條健美法　婦幼天地編譯組　180元
15. 女性腰痛別忽視　婦幼天地編譯組　150元
16. 舒展身心體操術　李玉瓊編譯　130元
17. 三分鐘臉部體操　趙薇妮著　160元
18. 生動的笑容表情術　趙薇妮著　160元
19. 心曠神怡減肥法　川津祐介著　130元
20. 內衣使妳更美麗　陳玄茹譯　130元
21. 瑜伽美姿美容　黃靜香編著　180元
22. 高雅女性裝扮學　陳珮玲譯　180元
23. 蠶糞肌膚美顏法　坂梨秀子著　160元
24. 認識妳的身體　李玉瓊譯　160元
25. 產後恢復苗條體態　居理安・芙萊喬著　200元
26. 正確護髮美容法　山崎伊久江著　180元
27. 安琪拉美姿養生學　安琪拉蘭斯博瑞著　180元
28. 女體性醫學剖析　增田豐著　220元
29. 懷孕與生產剖析　岡部綾子著　180元
30. 斷奶後的健康育兒　東城百合子著　220元
31. 引出孩子幹勁的責罵藝術　多湖輝著　170元
32. 培養孩子獨立的藝術　多湖輝著　170元
33. 子宮肌瘤與卵巢囊腫　陳秀琳編著　180元
34. 下半身減肥法　納他夏・史達賓著　180元
35. 女性自然美容法　吳雅菁編著　180元

36. 再也不發胖	池園悅太郎著	170 元
37. 生男生女控制術	中垣勝裕著	220 元
38. 使妳的肌膚更亮麗	楊　皓編著	170 元
39. 臉部輪廓變美	芝崎義夫著	180 元
40. 斑點、皺紋自己治療	高須克彌著	180 元
41. 面皰自己治療	伊藤雄康著	180 元
42. 隨心所欲瘦身冥想法	原久子著	180 元
43. 胎兒革命	鈴木丈織著	180 元
44. NS 磁氣平衡法塑造窈窕奇蹟	古屋和江著	180 元
45. 享瘦從腳開始	山田陽子著	180 元
46. 小改變瘦 4 公斤	宮本裕子著	180 元
47. 軟管減肥瘦身	高橋輝男著	180 元
48. 海藻精神秘美容法	劉名揚編著	180 元
49. 肌膚保養與脫毛	鈴木真理著	180 元
50. 10 天減肥 3 公斤	彤雲編輯組	180 元
51. 穿出自己的品味	西村玲子著	280 元
52. 小孩髮型設計	李芳黛譯	250 元

・青春天地・電腦編號 17

1. A 血型與星座	柯素娥編譯	160 元
2. B 血型與星座	柯素娥編譯	160 元
3. O 血型與星座	柯素娥編譯	160 元
4. AB 血型與星座	柯素娥編譯	120 元
5. 青春期性教室	呂貴嵐編譯	130 元
7. 難解數學破題	宋釗宜編譯	130 元
9. 小論文寫作秘訣	林顯茂編譯	120 元
11. 中學生野外遊戲	熊谷康編著	120 元
12. 恐怖極短篇	柯素娥編譯	130 元
13. 恐怖夜話	小毛驢編譯	130 元
14. 恐怖幽默短篇	小毛驢編譯	120 元
15. 黑色幽默短篇	小毛驢編譯	120 元
16. 靈異怪談	小毛驢編譯	130 元
17. 錯覺遊戲	小毛驢編著	130 元
18. 整人遊戲	小毛驢編著	150 元
19. 有趣的超常識	柯素娥編譯	130 元
20. 哦！原來如此	林慶旺編譯	130 元
21. 趣味競賽 100 種	劉名揚編譯	120 元
22. 數學謎題入門	宋釗宜編譯	150 元
23. 數學謎題解析	宋釗宜編譯	150 元
24. 透視男女心理	林慶旺編譯	120 元
25. 少女情懷的自白	李桂蘭編譯	120 元
26. 由兄弟姊妹看命運	李玉瓊編譯	130 元
27. 趣味的科學魔術	林慶旺編譯	150 元

28. 趣味的心理實驗室	李燕玲編譯	150元
29. 愛與性心理測驗	小毛驢編譯	130元
30. 刑案推理解謎	小毛驢編譯	180元
31. 偵探常識推理	小毛驢編譯	180元
32. 偵探常識解謎	小毛驢編譯	130元
33. 偵探推理遊戲	小毛驢編譯	180元
34. 趣味的超魔術	廖玉山編著	150元
35. 趣味的珍奇發明	柯素娥編著	150元
36. 登山用具與技巧	陳瑞菊編著	150元
37. 性的漫談	蘇燕謀編著	180元
38. 無的漫談	蘇燕謀編著	180元
39. 黑色漫談	蘇燕謀編著	180元
40. 白色漫談	蘇燕謀編著	180元

・健 康 天 地・電腦編號 18

1. 壓力的預防與治療	柯素娥編譯	130元
2. 超科學氣的魔力	柯素娥編譯	130元
3. 尿療法治病的神奇	中尾良一著	130元
4. 鐵證如山的尿療法奇蹟	廖玉山譯	120元
5. 一日斷食健康法	葉慈容編譯	150元
6. 胃部強健法	陳炳崑譯	120元
7. 癌症早期檢查法	廖松濤譯	160元
8. 老人痴呆症防止法	柯素娥編譯	130元
9. 松葉汁健康飲料	陳麗芬編譯	130元
10. 揉肚臍健康法	永井秋夫著	150元
11. 過勞死、猝死的預防	卓秀貞編譯	130元
12. 高血壓治療與飲食	藤山順豐著	180元
13. 老人看護指南	柯素娥編譯	150元
14. 美容外科淺談	楊啟宏著	150元
15. 美容外科新境界	楊啟宏著	150元
16. 鹽是天然的醫生	西英司郎著	140元
17. 年輕十歲不是夢	梁瑞麟譯	200元
18. 茶料理治百病	桑野和民著	180元
19. 綠茶治病寶典	桑野和民著	150元
20. 杜仲茶養顏減肥法	西田博著	150元
21. 蜂膠驚人療效	瀨長良三郎著	180元
22. 蜂膠治百病	瀨長良三郎著	180元
23. 醫藥與生活(一)	鄭炳全著	180元
24. 鈣長生寶典	落合敏著	180元
25. 大蒜長生寶典	木下繁太郎著	160元
26. 居家自我健康檢查	石川恭三著	160元
27. 永恆的健康人生	李秀鈴譯	200元
28. 大豆卵磷脂長生寶典	劉雪卿譯	150元

29. 芳香療法	梁艾琳譯	160 元
30. 醋長生寶典	柯素娥譯	180 元
31. 從星座透視健康	席拉・吉蒂斯著	180 元
32. 愉悅自在保健學	野本二士夫著	160 元
33. 裸睡健康法	丸山淳士等著	160 元
34. 糖尿病預防與治療	藤田順豐著	180 元
35. 維他命長生寶典	菅原明子著	180 元
36. 維他命 C 新效果	鐘文訓編	150 元
37. 手、腳病理按摩	堤芳朗著	160 元
38. AIDS 瞭解與預防	彼得塔歇爾著	180 元
39. 甲殼質殼聚糖健康法	沈永嘉譯	160 元
40. 神經痛預防與治療	木下真男著	160 元
41. 室內身體鍛鍊法	陳炳崑編著	160 元
42. 吃出健康藥膳	劉大器編著	180 元
43. 自我指壓術	蘇燕謀編著	160 元
44. 紅蘿蔔汁斷食療法	李玉瓊編著	150 元
45. 洗心術健康秘法	竺翠萍編譯	170 元
46. 枇杷葉健康療法	柯素娥編譯	180 元
47. 抗衰血癒	楊啟宏著	180 元
48. 與癌搏鬥記	逸見政孝著	180 元
49. 冬蟲夏草長生寶典	高橋義博著	170 元
50. 痔瘡・大腸疾病先端療法	宮島伸宜著	180 元
51. 膠布治癒頑固慢性病	加瀨建造著	180 元
52. 芝麻神奇健康法	小林貞作著	170 元
53. 香煙能防止癡呆？	高田明和著	180 元
54. 穀菜食治癌療法	佐藤成志著	180 元
55. 貼藥健康法	松原英多著	180 元
56. 克服癌症調和道呼吸法	帶津良一著	180 元
57. B 型肝炎預防與治療	野村喜重郎著	180 元
58. 青春永駐養生導引術	早島正雄著	180 元
59. 改變呼吸法創造健康	原久子著	180 元
60. 荷爾蒙平衡養生秘訣	出村博著	180 元
61. 水美肌健康法	井戶勝富著	170 元
62. 認識食物掌握健康	廖梅珠編著	170 元
63. 痛風劇痛消除法	鈴木吉彥著	180 元
64. 酸莖菌驚人療效	上田明彥著	180 元
65. 大豆卵磷脂治現代病	神津健一著	200 元
66. 時辰療法—危險時刻凌晨 4 時	呂建強等著	180 元
67. 自然治癒力提升法	帶津良一著	180 元
68. 巧妙的氣保健法	藤平墨子著	180 元
69. 治癒 C 型肝炎	熊田博光著	180 元
70. 肝臟病預防與治療	劉名揚編著	180 元
71. 腰痛平衡療法	荒井政信著	180 元
72. 根治多汗症、狐臭	稻葉益巳著	220 元

73. 40 歲以後的骨質疏鬆症	沈永嘉譯	180 元
74. 認識中藥	松下一成著	180 元
75. 認識氣的科學	佐佐木茂美著	180 元
76. 我戰勝了癌症	安田伸著	180 元
77. 斑點是身心的危險信號	中野進著	180 元
78. 艾波拉病毒大震撼	玉川重德著	180 元
79. 重新還我黑髮	桑名隆一郎著	180 元
80. 身體節律與健康	林博史著	180 元
81. 生薑治萬病	石原結實著	180 元
82. 靈芝治百病	陳瑞東著	180 元
83. 木炭驚人的威力	大槻彰著	200 元
84. 認識活性氧	井土貴司著	180 元
85. 深海鮫治百病	廖玉山編著	180 元
86. 神奇的蜂王乳	井上丹治著	180 元
87. 卡拉 OK 健腦法	東潔著	180 元
88. 卡拉 OK 健康法	福田伴男著	180 元
89. 醫藥與生活㈡	鄭炳全著	200 元
90. 洋蔥治百病	宮尾興平著	180 元
91. 年輕 10 歲快步健康法	石塚忠雄著	180 元
92. 石榴的驚人神效	岡本順子著	180 元
93. 飲料健康法	白鳥早奈英著	180 元
94. 健康棒體操	劉名揚編譯	180 元
95. 催眠健康法	蕭京凌編著	180 元
96. 鬱金（美王）治百病	水野修一著	180 元
97. 醫藥與生活㈢	鄭炳全著	200 元

・實用女性學講座・電腦編號 19

1. 解讀女性內心世界	島田一男著	150 元
2. 塑造成熟的女性	島田一男著	150 元
3. 女性整體裝扮學	黃靜香編著	180 元
4. 女性應對禮儀	黃靜香編著	180 元
5. 女性婚前必修	小野十傳著	200 元
6. 徹底瞭解女人	田口二州著	180 元
7. 拆穿女性謊言 88 招	島田一男著	200 元
8. 解讀女人心	島田一男著	200 元
9. 俘獲女性絕招	志賀貢著	200 元
10. 愛情的壓力解套	中村理英子著	200 元
11. 妳是人見人愛的女孩	廖松濤編著	200 元

・校園系列・電腦編號 20

1. 讀書集中術	多湖輝著	180 元

2. 應考的訣竅　多湖輝著　150元
3. 輕鬆讀書贏得聯考　多湖輝著　150元
4. 讀書記憶秘訣　多湖輝著　150元
5. 視力恢復！超速讀術　江錦雲譯　180元
6. 讀書36計　黃柏松編著　180元
7. 驚人的速讀術　鐘文訓編著　170元
8. 學生課業輔導良方　多湖輝著　180元
9. 超速讀超記憶法　廖松濤編著　180元
10. 速算解題技巧　宋釗宜編著　200元
11. 看圖學英文　陳炳崑編著　200元
12. 讓孩子最喜歡數學　沈永嘉譯　180元
13. 催眠記憶術　林碧清譯　180元
14. 催眠速讀術　林碧清譯　180元
15. 數學式思考學習法　劉淑錦譯　200元
16. 考試憑要領　劉孝暉著　180元
17. 事半功倍讀書法　王毅希著　200元
18. 超金榜題名術　陳蒼杰譯　200元
19. 靈活記憶術　林耀慶編著　180元

・實用心理學講座・電腦編號21

1. 拆穿欺騙伎倆　多湖輝著　140元
2. 創造好構想　多湖輝著　140元
3. 面對面心理術　多湖輝著　160元
4. 偽裝心理術　多湖輝著　140元
5. 透視人性弱點　多湖輝著　140元
6. 自我表現術　多湖輝著　180元
7. 不可思議的人性心理　多湖輝著　180元
8. 催眠術入門　多湖輝著　150元
9. 責罵部屬的藝術　多湖輝著　150元
10. 精神力　多湖輝著　150元
11. 厚黑說服術　多湖輝著　150元
12. 集中力　多湖輝著　150元
13. 構想力　多湖輝著　150元
14. 深層心理術　多湖輝著　160元
15. 深層語言術　多湖輝著　160元
16. 深層說服術　多湖輝著　180元
17. 掌握潛在心理　多湖輝著　160元
18. 洞悉心理陷阱　多湖輝著　180元
19. 解讀金錢心理　多湖輝著　180元
20. 拆穿語言圈套　多湖輝著　180元
21. 語言的內心玄機　多湖輝著　180元
22. 積極力　多湖輝著　180元

·超現實心理講座·電腦編號 22

1.	超意識覺醒法	詹蔚芬編譯	130 元
2.	護摩秘法與人生	劉名揚編譯	130 元
3.	秘法！超級仙術入門	陸明譯	150 元
4.	給地球人的訊息	柯素娥編著	150 元
5.	密教的神通力	劉名揚編著	130 元
6.	神秘奇妙的世界	平川陽一著	200 元
7.	地球文明的超革命	吳秋嬌譯	200 元
8.	力量石的秘密	吳秋嬌譯	180 元
9.	超能力的靈異世界	馬小莉譯	200 元
10.	逃離地球毀滅的命運	吳秋嬌譯	200 元
11.	宇宙與地球終結之謎	南山宏著	200 元
12.	驚世奇功揭秘	傅起鳳著	200 元
13.	啟發身心潛力心象訓練法	栗田昌裕著	180 元
14.	仙道術遁甲法	高藤聰一郎著	220 元
15.	神通力的秘密	中岡俊哉著	180 元
16.	仙人成仙術	高藤聰一郎著	200 元
17.	仙道符咒氣功法	高藤聰一郎著	220 元
18.	仙道風水術尋龍法	高藤聰一郎著	200 元
19.	仙道奇蹟超幻像	高藤聰一郎著	200 元
20.	仙道鍊金術房中法	高藤聰一郎著	200 元
21.	奇蹟超醫療治癒難病	深野一幸著	220 元
22.	揭開月球的神秘力量	超科學研究會	180 元
23.	西藏密教奧義	高藤聰一郎著	250 元
24.	改變你的夢術入門	高藤聰一郎著	250 元
25.	21 世紀拯救地球超技術	深野一幸著	250 元

·養 生 保 健·電腦編號 23

1.	醫療養生氣功	黃孝寬著	250 元
2.	中國氣功圖譜	余功保著	250 元
3.	少林醫療氣功精粹	井玉蘭著	250 元
4.	龍形實用氣功	吳大才等著	220 元
5.	魚戲增視強身氣功	宮　嬰著	220 元
6.	嚴新氣功	前新培金著	250 元
7.	道家玄牝氣功	張　章著	200 元
8.	仙家秘傳袪病功	李遠國著	160 元
9.	少林十大健身功	秦慶豐著	180 元
10.	中國自控氣功	張明武著	250 元
11.	醫療防癌氣功	黃孝寬著	250 元
12.	醫療強身氣功	黃孝寬著	250 元
13.	醫療點穴氣功	黃孝寬著	250 元

國家圖書館出版品預行編目資料

杜仲茶養顏減肥法／西田　博著；林曉鐘譯
——初版——臺北市；大展，民83
面；　公分——（健康天地；20）
譯自：杜仲茶で顏からやせる
ISBN 957-557-481-8（平裝）
1.茶　2.減肥

411.4　　83011669

TOCHUUCHA DE SUKKIRI KAO KARA YASERU by Hiroshi Nishida
Copyright (c) 1993 by Hiroshi Nishida
Original Japanese edition published by Lyon Co., Ltd.
Chinese translation rights arranged with Lyon Co., Ltd.
through Japan Foreign-Rights Centre/Hongzu Enterprise Co., Ltd.

版權代理／宏儒企業有限公司

【版權所有・翻印必究】

杜仲茶養顏減肥法　　ISBN 957-557-481-8

原著者／西田　博
編譯者／林　曉　鐘
發行人／蔡　森　明
出版者／大展出版社有限公司
社　址／台北市北投區（石牌）致遠一路二段12巷1號
電　話／(02) 28236031・28236033
傳　眞／(02) 28272069
郵政劃撥／0166955－1
登記證／局版臺業字第2171號
承印者／高星印刷品行
裝　訂／日新裝訂所
排版者／千兵企業有限公司
初版1刷／1994年（民83年）12月
3　刷／2000年（民89年）5月

定　價／170元

●本書若有破損缺頁敬請寄回本社更換●

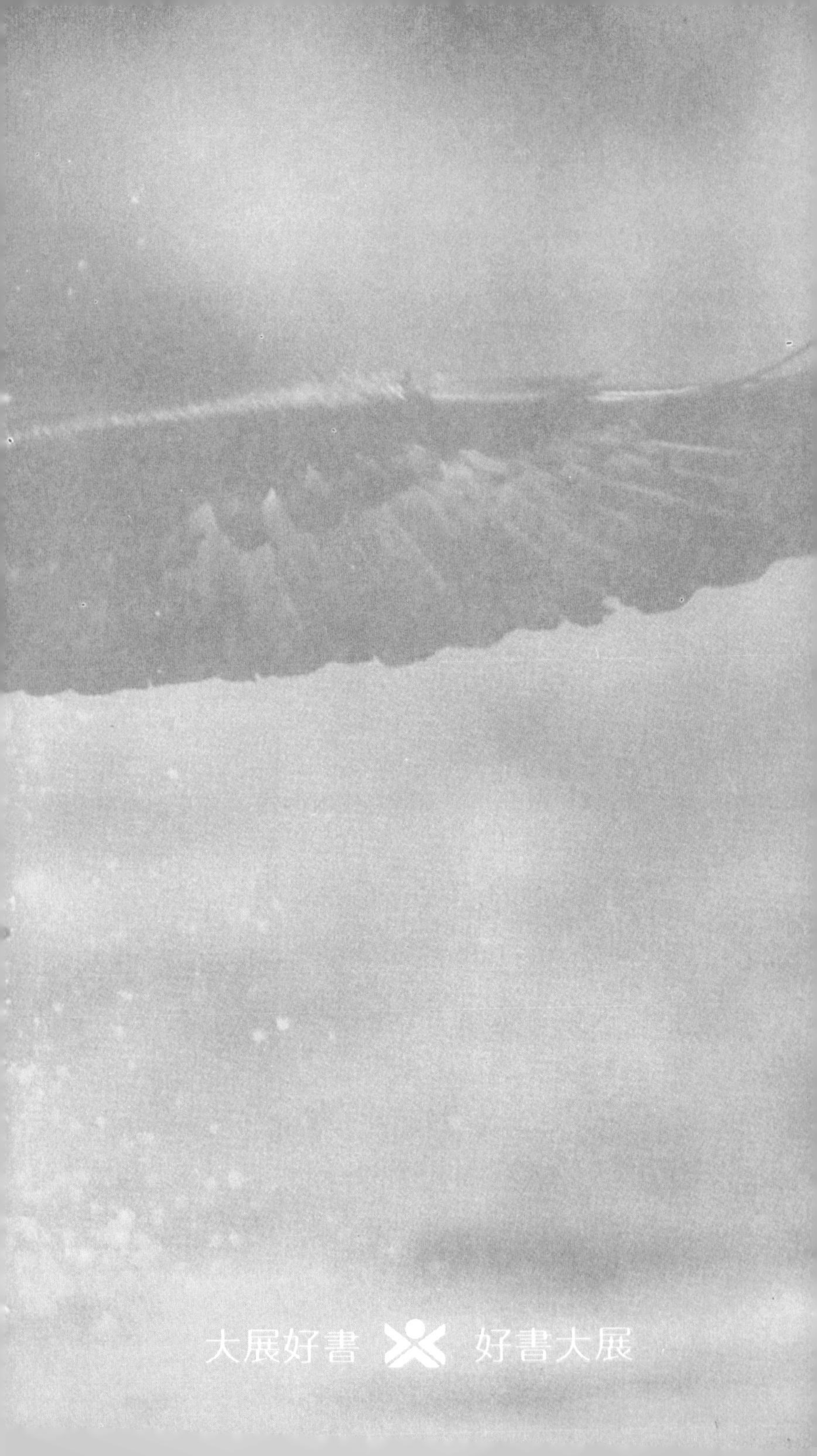
大展好書 好書大展

大展好書 好書大展

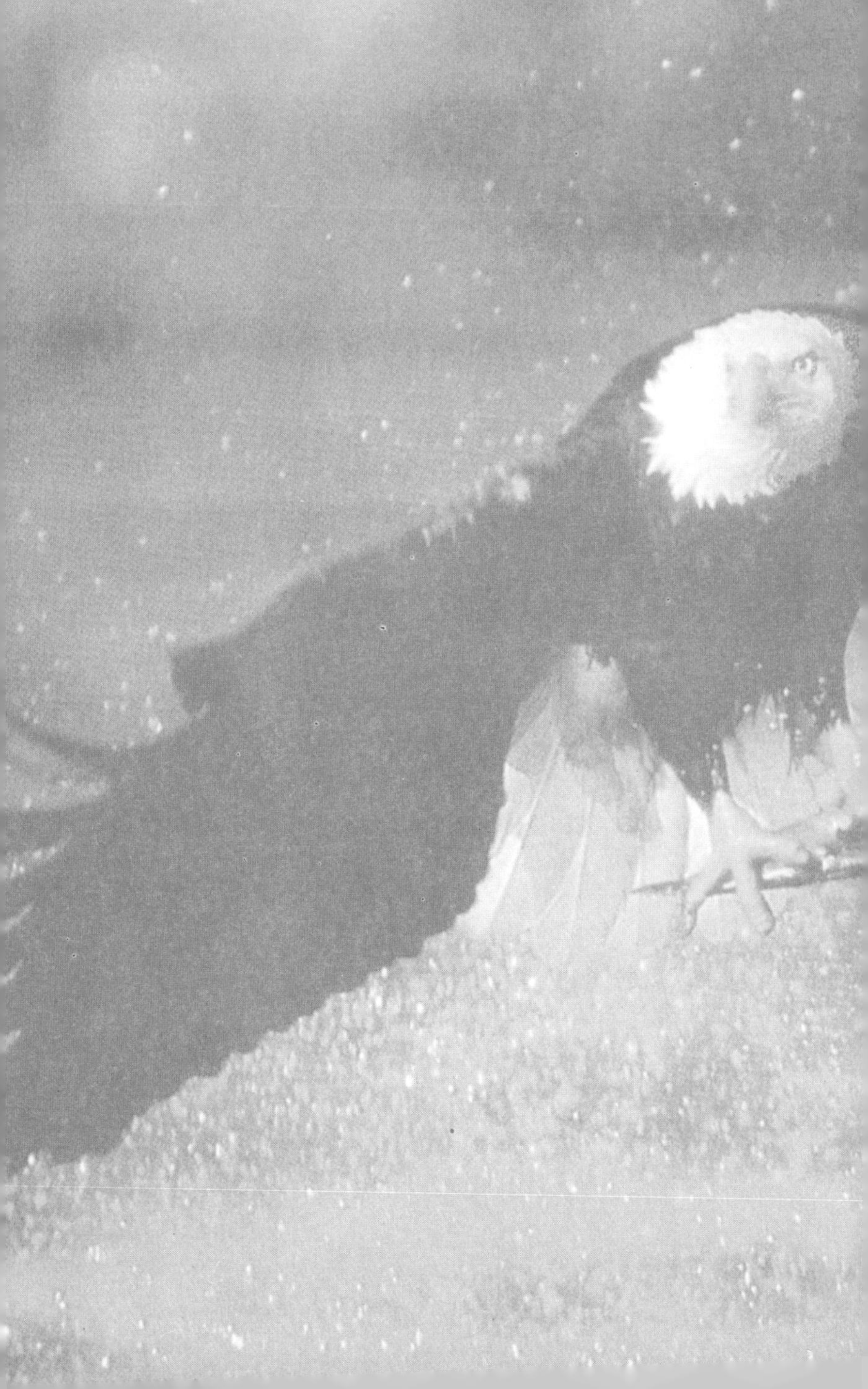